陣田塾

リーダー、マネジャーのための

看護実践の概念化が

身につく **看護現場学**

看護現場学サポーター
聖マリアンナ医科大学 客員教授
淑徳大学 客員教授

陣田泰子

MC メディカ出版

⋮⋮⋮ 序　文 ⋮⋮⋮

　本書は、私が臨床現場から看護教員に変わったときから始まった自問自答のプロセスを著したものです。それはまさに私自身の「看護実践の概念化プロセス」そのものでした。30年近く年月をかけ未だ発展途上にありますが、終わりはないにしても、書くことができる時間も迫っている中、8割近くは表現できたのではないかと思います。

　看護現場学は"エキスパートナースは現場で育つ"、看護の知は臨床現場で生成される。それでは、それはどのように生成されていくのか、と長年考え続け表現したものです。そして結論の一つは、それはどこかの教室で生まれるものでもなく、目の前で日々当たり前に苦闘し、またやりがいを感じている日常の実践のなかにある、ということでした。

　日頃何度も繰り返し看護実践をしているのに、なぜそれが自覚できないのか、と次々に疑問が生まれ、暗黙知の特徴に行きつきました。その暗黙知が豊かに飛び交う現場にすることの重要性は「プラクティス・フィールド」というコンセプトの「個の集まりから、素晴らしいチームになる」、という言葉に出会ったことで一歩進むことができました。専門職としての個人〜チーム〜組織へ、そして社会へ、という向かう方向性が見え、「良質な看護の提供」というゴールに至る。さて、そこに至るための方法は？　と、執拗に探し求めてきました。

　看護現場学の一つの特徴は、「見えにくい看護の知」を理解し、いかに見える化していくかにあります。その方法は？　と探求していくと「概念化」の重要性と、「内省」の切り離せない相互依存関係がありました。

　方法論として考えて進めていけば簡単ですが、看護には「その人の疾患の特徴と生活背景の個別性をふまえて、そのつど、個別仕様を創造していく」というこだわりがあります。それは「内省」を通して、一人ひとりにふさわしい看護を考えていくものです。内省プロセス抜きには、良質な看護の提供には行きつくことができないことがわかります。なぜ看護師のストーリーに後悔の事例が多いのかというと、もっと良い看護をしたかったのに私は…、という内省が、すでにその看護実践に組み込まれているからです。内省の方法を取り出して、方法論として学ぶことに私が違和感を覚える理由はそこにあります。より良質な看護を提供したい、というエキスパートの願いと行動のなかに「内省する実践家」はすでに在るのです。

　皆様の日ごろの看護実践を、チームの仲間と共に見える化してみてください。「そこに看護があった！」と見えてくるはずです。

2022年3月

陣田　泰子

陣田塾

リーダー、マネジャーのための
看護実践の概念化が身につく看護現場学
私が学ぶ、チームが学ぶ！　学び合うチーム創り

CONTENTS

ワークシートダウンロード方法

本書のワークシートは、WEB ページからダウンロードすることができます。以下の手順でアクセスしてください。

■メディカ ID（旧メディカパスポート）未登録の場合

メディカ出版コンテンツサービスサイト「ログイン」ページにアクセスし、「初めての方」から会員登録（無料）を行った後、下記の手順にお進みください。

https://database.medica.co.jp/login/

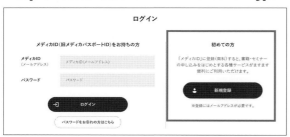

■メディカ ID（旧メディカパスポート）ご登録済の場合

①メディカ出版コンテンツサービスサイト「マイページ」にアクセスし、メディカ ID でログイン後、下記のロック解除キーを入力し「送信」ボタンを押してください。

https://database.medica.co.jp/mypage/

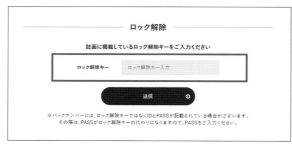

②送信すると、「ロックが解除されました」と表示が出ます。「ファイル」ボタンを押して、一覧表示へ移動してください。

③ダウンロードしたい資料のサムネイルを押すと「ダウンロード」ボタンが表示され、資料のダウンロードが可能になります。

ロック解除キー　kangogenbagaku2022

"個人の知"の
見える化

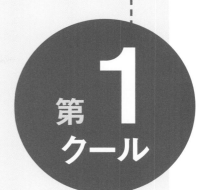

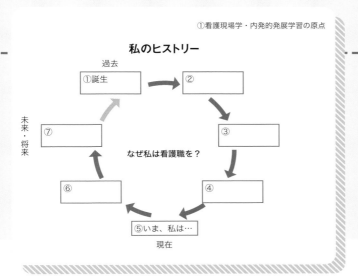

①看護現場学・内発的発展学習の原点

私のヒストリー

過去
①誕生 → ②

③

なぜ私は看護職を？

未来・将来
⑦

⑥

④

⑤いま、私は…

現在

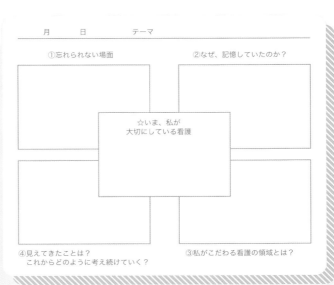

月　　日　　テーマ

①忘れられない場面

②なぜ、記憶していたのか？

☆いま、私が
大切にしている看護

④見えてきたことは？
　これからどのように考え続けていく？

③私がこだわる看護の領域とは？

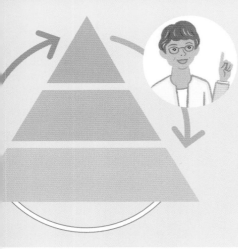

ようこそ、看護現場学実践講座へ！

はじめに、本講座の説明をします

　今回開催する講座は、その名も「看護現場学実践講座・陣田塾：看護現場学習ファシリテーター育成プログラム」です。看護現場学について集中して学ぶ研修を「陣田塾」と名づけました。看護は見えにくい知です。その見えにくい知の見える化をファシリテートするファシリテーター役を養成することが重要という思いから、陣田塾は「ファシリテーター育成プログラム」です。全講座が終わったら、皆さんには「看護の知の見える化のファシリテーター」として、それぞれの職場で知をファシリテート（看護の知の見える化の促進）できるようになっていただきたいと思っています。

　陣田塾（看護現場学）で目指すところは3つあります（**表 1-1**）。

　1つ目は、「経験の概念化」です。経験とは看護の仕事のことです。何年、何十年も仕事を続けても、その経験でつちかったものをなぜか話したり書いたりすることが苦手なのが看護実践者の特徴です。仕事は、ただ続けてきただけで

表 1-1　陣田塾の目的・目標

1. 「看護経験の概念化」
   看護師として働いてきたこれまでの経験を振り返り、その意味を見出すプロセスを学ぶ（帰納的学習法）
2. 「認識と行動の一貫性」
   専門職として実践の質的向上を導く「認識の発展」について理解する（看護は、実践に導かれる）
3. 「未来に向かう実践知・創造」
   看護実践の概念化の結果、導き出された「看護の関心領域の明確化」を経て、未来に向かって「強みの実践知」へファシリテートできるスキルを習得する（文脈学習）

は、気がついたら歳をとっただけになります。その経験を自分のなかで意味あるものにするためには、「方法論がわからないとできない」ということを、私はある体験を通して痛感しました。経験したことを話したり書いたりするためには、概念化が必要です。そこで1つ目に「看護経験の概念化」をあげました。

2つ目は、「認識と行動の一貫性」です。スピード重視の今、ひたすら動いているだけの看護師が増えているような気がします。その理由は明確です。平成15（2003）年のDPC（包括医療費支払い制度、現DPC/PDPS：以降DPCと略）以後、病院は「患者さんが入ったら出る、入ったら出る……」をくり返す病院工場のようになってしまいました。看護師はそこに対応するだけで精一杯。動かざるを得ないから動きます。動くためには考えて行動しますが、その考えと行動が切れてしまって、ただ動くだけになっている。でもベテランの看護師は、無意識に、しかも瞬時に考えて行動しています。つまり、長い実践経験により、その行動は認識に導かれて習慣化しているのです。無意識を意識化して次に意識的に行動に結びつけていける人が専門職であると考えられるので、「認識と行動の一貫性」を2つ目にあげました。

P. ベナーは、エキスパートの思考（認識）とふるまい（行動）がエキスパートの技と言い、その思考（認識）とふるまい（行動）が「臨床知」であり、看護実践に埋め込まれた知と言っています[1]。

3つ目は、「未来に向かう実践知・創造」です。皆さんは豊かな経験をもっている方々です。過去から、現在までに多くの経験をしています。この研修に皆さんが参加したのは、未来に向けてもう一歩進みたいという思いからだと思います。そして未来に向けてさらに自分のなかで看護を続けることの意味づけをしていく。実際に実践してきたことから自分たちがつくり上げていく、未来に向けて「生成」していくということです。実は理論は実践者が「創造」しているのです。この3つを陣田塾の目的と考えています。

陣田塾受講前後の期待する変化を次ページ図 1-1 に示しました。

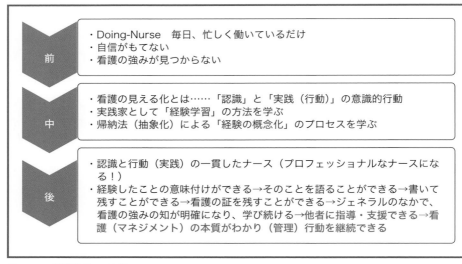

図 1-1　受講前後の変化

看護現場学をスタートするにあたり、私自身のヒストリーから始めます

　では、さっそく始めましょう。まずは私のヒストリーからお話ししたいと思います。それは、私のヒストリーなしには看護現場学は語れないからです。

聖マリアンナ医科大学病院で師長、副部長に

　私は長野県出身で、看護学校を卒業したあとは長野県の諏訪赤十字病院で6年働きました。そして結婚して神奈川県の川崎に住むことになり、仕事は継続したいと思っていたので、どこで働こうかなと悩んでいました。先輩に「川崎だったら聖マリアンナ医科大学病院（以下、マリアンナ）があるわよ」と言われました。300床の諏訪赤十字病院から1,200床のマリアンナです。1回見学に行き、こんな大きな病院で迷子になりそう。田舎から出ていってやれるのだろうかと思ったのですが、思い切って飛び込みました。そしてあっという間に20年です。

　マリアンナに入職したのは26歳で、最初は内科病棟に勤務して、主任になり、師長になり、最後は教育担当の副部長でした。師長になったのは29歳です。当時は病院をオープンして人手不足だったのでしょう。内科病棟を開棟するということで、主任を1年していきなり師長になってしまいました。

短大教員時代に感じた「もやもや」

　内科病棟の師長（5年）のあとは小児外科病棟の師長（6年）になり、次に教育担当師長になって、教育担当の副部長になって、マリアンナに来てもうすぐ20年経つというときです。当時の看護部長から、「陣田さん、教員になってみる気はある？」と言われました。あるところで臨床経験が長い教員を求めていたということで、声がかかりました。

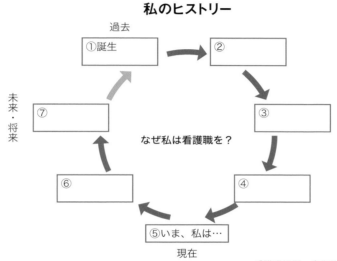

私のヒストリー

看護現場学・内発的発展学習の原点

　最初は教員になる気は全くありませんでした。20年近く働いていましたから周りの人は私が新卒のときからマリアンナにいたと思っていたと思います。断ってはみたものの、この先のことなど様々なことを考え、そして悩んだ結果、思い切って教員になってみることにしました。あとから考えると実はこの短大での教員経験が、私のその後のヒストリーのカギになりました。

　思い切って飛び込んでみたものの、私は教員を3年で辞めたのです。教員経験はたった3年です。20年もいたマリアンナを悩んだ末に辞めて、思い切って飛び込んだ短大を3年で辞めてしまった。これは私にとって挫折経験となって残りました。

　教員として、私は成人看護の助教授（准教授）になりました。1年目は学生は1年生しかいませんから時間にも余裕があって、臨床現場で動いて回るのとは違って静かに考える時間もできて、ここに来て正解だったかなと思いました。でも、2年目の初め頃からもやもやし始めました。学長、学科長、教授、

15

助教授が参加する教授会で、様々な検討をしていくなかで「今現場は……」という話になると、皆が私のことを見ます。" 現場一筋で教員になった陣田先生 "という無言の期待も感じ、そこで私は発言もしました。そして2年目くらいになると、ほかの教員の話し方が自分とは違うということが見えてきました。

教育畑一筋の人たちは、話が理論的で、筋道も明快。話の途中で「そのエビデンスは……」という言葉が出てきたりします。それに比べて自分はあまり理論的に話せていないのがわかり、徐々に発言できなくなってきました。私は現場で26年も看護経験をしてきて、副部長になって後輩も育ててきた。でも、何かうまく言えない、書けない。看護経験が少ない人のほうが雄弁に看護を語り、理路整然と書くことができる。もやもやした気持ちを抱えながらも、「看護は実践の科学！」「私は26年もその実践の場で看護をしていたのだ！」と心のなかで言い続けていました。

そして2年目の途中であまりの世界の違いに、学科長に辞めたいと申し出ました。学科長は「新設の短大として、この短大がスタートするときは文科省が、この教員たちで、このカリキュラムで看護の学生を育てていくということが審査されて通ったから、ここがスタートした。1期生も出ない前に辞めることはだめでしょ」と諭されました。1期生が卒業する3年経つのを待ちました。結局私は、一期生の卒業とともに教員を辞めることになりました。

私を変えたクルト・レヴィンの言葉

辞める数カ月前頃、私はある言葉に出会いました。私を変えた言葉、それが図1-2で、クルト・レヴィンという社会心理学者の言葉です。当時、『クオリティ・ナーシング』という教育の月刊誌があり、そのなかに確か中西睦子先生が書いた「教育と臨床の文化衝突」というようなタイトルの記事がありました。私は臨床から教育現場へ変わり、まさにその文化衝突について悩んでいたので、吸い寄せられるように読み始めました。そこにこのクルト・レヴィンの言葉が引用されていました。「実践なき理論は空虚」。雄弁に理論を語り、書く

実践なき理論は空虚であり、
理論なき実践は盲目である（クルト・レヴィン）

図1-2　私を変えたクルト・レヴィンの言葉

けれど、実践していないということは机上の空論で虚しい、その言葉は私がまさに言いたかったことであり、私はこの言葉を見て心のなかで拍手しました。でも、続きがありました。「理論なき実践は盲目である」と。もう、え‼　でした。つまり、看護を26年やってきたからといって、そのやったことを言えない、書けなければ、相手に示すことができていない。それでは「ただ動いていただけ」になるということです。相手を非難していたら、結局その矢は自分に戻ってきたのです。すごくショックでした。

　私は、このクルト・レヴィンの言葉を頭の中に書き込みました。クルト・レヴィンは理論と実践のどちらが大事だと言っているのではなく両方大事と言っている。両方大事ということは、どういうことなのか……。それは「理論と実践の統合」です。つまり、理論を言うだけでは看護ではなく、実践するだけでも看護ではなく、「理論と実践の統合体」が専門職の看護師だということになります。私は現場で実践一筋でやってきた。実践こそ大事だと思っていた。でも、そうではなかった。この言葉は、専門職だったら「言ったら行動する、実践したら話す。そして書いて残す」のです。両方必要なのです。「ではどうしたらいい？」という私の謎解きの旅がそこから始まりました。

再びマリアンナへ

　ヒストリーに戻りますが、教員を3年で辞めたあとは、川島みどり先生が所長を務める臨床看護学研究所に勤務しました。ここは濃密な世界でした。1年で3年分以上の学びがありました。私の真の大学院生活だったと思っています。結局私はマリアンナに看護部長として戻ることになりました。マリアンナに戻って看護部長のあとは、ナースサポートセンター長・統括看護部長の任にあたり、定年後は済生会横浜市南部病院の院長補佐を3年経験しました。そして、ヒストリーにあるように定年後も数カ所に勤務し現在に至っています。

看護師は「辞められない」時代に

　未来、将来に目を向けると看護には終わりがありません。定年で「はい、それでは辞めます」と言っていたら、この先ナースという社会資源がなくなります。私たちは定年がきても働き続けないと社会が廻っていけない時代になったのです。これからの若者がこの仕事を今以上に選んでくれると思いますか？　社会や看護の現状が変わらないとしたらこれから看護師の人数が増えて

いくとはとても思えません。看護を必要とする人は何倍も増えるのに……です。辞められない時代がきているのです。

　今まで医療の世界は医師が主役でした。これからの超高齢社会と慢性疾患増加のなかでは、手術で切って取り除くことのできない病とともに生きていく人びとが増えていきます。また、病院という施設内の治療とケアから、地域に出向く看護になります。国も地域へ在宅へと誘導しています。アメリカに IOM（Institute of Medicine）という医学研究所があります。そこが「人は誰でも間違える（To Err is Human）」というレポートを 1999 年に公表して世界中にセンセーションを巻き起こしました。その IOM が看護師を「未来のキーパーソン」と言っています[2]。

　私たち看護師は、患者さんに密着して、病があってもターミナルであっても、どんな状況であっても患者さんの命がある限りその人らしく生きていき、そして死にゆく場合には、その安らかな死を支援してきました。時代はキュアからケアへと流れが変わり、超高齢社会と慢性疾患に対応できる看護が、看護師が、これからは主役となるのです。今、このコロナ禍の厳しい時代に看護の力が人びとから求められていることがそれを物語っています。私たちはコロナ後の社会のなかの医療人として、看護師として、いかに活動していくべきか、コロナ禍から真に学ぶことが迫られています（第 4 クールへ）。

　その未来のキーパーソンが、「もうやりきれない！」と疲れ果ててしまっている現状があります。だからこそ、見えにくい看護の知の意味や価値をどのように見える化していくのかが重要です。未来のキーパーソンのための看護現場学を学ぶ陣田塾なのです。

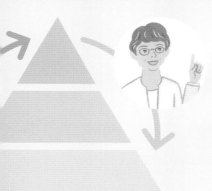

まず、看護現場学について話しましょう

看護現場学が芽生えたきっかけ

教員時代の講義〜「教員らしく」から「私らしく」へ

　看護現場学が誕生したきっかけは、はからずも挫折を味わった看護教員時代でした。看護教員ですから学生に講義をします。最初は「臨床現場から教員に変わったのだから教員らしく講義をしなくては」と考え、一生懸命、理論的に講義の内容を考えて組み立て、研究データなども調べてエビデンスも加えて講義に臨みました。一方、学生は看護については何も知らないわけで、そこに理論的な知が降ってくるわけです。それは学生にとっては、わからない言葉が降ってくることになります。みるみるうちに入眠していくのです。つまらないと思ったら、バタバタと机にふせて寝てしまいます。でも私は教員らしい講義こそが……と思っていたので、しばらくはこの方法で講義を続けていました。それでもあまりに学生が入眠するので、「これでは、続けていても意味がない」と、あるとき開き直りました。「教員らしい」講義を諦めて「私らしい」講義方法へと変えることにしました。

演繹的学習法と帰納的学習法を理解する

相手に合わせた講義法の気づき

　私は臨床現場一筋で26年間過ごしてきました。現場一筋は教員のなかで私だけでした。その私が講義をするなら、理論からではなく現場から、そこに戻ろうと思いました。そこでまずは現場や患者さんの事例を話し、最後に「成人

看護とは」と定義づけ、理論的に伝えていく方法に流れを変えました。すると学生が起きているようになったのです。起きているどころか、前のめりになって聞いているように思いました。「この方法でよかったのだ」と思って教員生活は終わりました。

　その後、教員を辞めて臨床看護学研究所で働いたとき、川島先生に「研修生に講義をして」と言われました。そのとき研究所には、看護の仕事をしながら週2回、半年間、研修を受けにきている研修生がいました。教員のときは学生を寝かさないために講義の組み立て方を変えましたが、現場経験をしている研修生にはどのように講義をしたら効果的だろうかとにがい経験を思い出しながら考えました。そのときに初めて、短大の教員のときの最初の頃の講義は「演繹的講義法」であり、次に流れを変えた講義が「帰納的講義法」であったことに気がついたのです。「演繹的」と「帰納的」という言葉は薄井坦子先生の「ナイチンゲール看護研究会」の事例検討会に参加したときに出てきていたという記憶はありました。その当時はあまり大事なことだとはわからず、研究所で講義をするときになって、「講義の組み立てを変えたのは、演繹法と帰納法に関係しているようだ」と気がついたのです。

演繹的学習法（演繹法）

　演繹法は、既存の理論やルール等の前提があり、それに基づいて事実や現象を分析・考察して結論を導き出す方法です。

　演繹的学習法は、講師がいて皆さんにほぼ一方的にお話しして、すでにある理論や知識を投げかける「知識注入型」の学習法、「理論学習」が中心です。「教室型スタイル」ともいえます。通常、学習という場合はこちらのスタイルを思い浮かべます。

帰納的学習法（帰納法）

　帰納法は、複数の事実や現象から共通性を見出し、結論を導き出します[3]。

　看護における帰納的学習法は、実際に行ったことや経験したできごとを通して学ぶ「経験的学習」です。私たちナースの経験は仕事を通してですから仕事学習ともいえます。現場でのさまざまな仕事経験を通して、私はそこで何を学んだのだろうと概念化してその時々の結論を言語化して表現していく学習法です。つまり、現場で実践している看護を内省を通して概念化し、自分そして相手にわかるように言語化することです。

　演繹的学習法における理論学習はよほど関心がない限り時間が過ぎれば記憶に残りません。実は理論学習は記憶に残さなくていいのです。私が若い頃は研

修もあまりなくて、学習機会があったら、今この場で覚えなければと必死でした。記憶は時間とともに薄れていくのが人間です。それが通常の脳の働きですから。でも今、時代は変わりました。理論学習をしたかったら、ネットで調べたり、本を買ったり、もう１回大学か大学院に行って学ぶといった方法等、選択肢がいくつもあり、その方法がわかれば得たい知識は手に入れられます。経験学習は、学ぶ方法がわからなければ経験はしたけれどしっぱなし、「経験しただけ……」ということで終わってしまいます。

看護現場は帰納法がポイント

　教員時代にこの２つの学習法を、私は学生への講義法を変えるということで無意識にやっていたのです。最初の理論中心の講義の組み立ては演繹法、その次に実体験を元に帰納法に変えて講義をしていました。そのことを私は当時自覚できていなかったのです。なぜでしょう。この言葉や理論を知らなかったからです。つまり看護も同じで、やっていてもそこに名前をつけられなければ自分でも自覚できないし、その意味を説明できない。説明できなければクルト・レヴィンが言うように「盲目」になってしまうのです。実践しているにもかかわらず、です。

　私が教員を辞めるときに、研究室に４～５人の学生がやって来ました。そのうち１人が「陣田先生、どうして辞めるのですか？」と聞いてきました。確か「水が合わなかったわ……」などと言ったと思います。するとまた１人の学生が、「ふーん……、でも先生の講義って、ほかの先生たちと違っていたよ」と言いました。どうして？　と聞きたかったのですが、そのときはそれで終わりました。その学生の言葉はなぜか、私のなかでずっとひっかかっていました。その学生は私が落ち込んでいるように見えたのか、なぐさめるつもりで言ったのか、よくはわかりませんが、あとで考えると、実はそこに大きなヒントがありました。ほかの先生は、たぶん教員らしく、理論的でエビデンスもしっかりある講義をしていたと思います。一方で「陣田先生の講義は患者さんのことが出てきて、私たち学生にとって、ちょっとわかりやすかったよ」ということを、その学生はたぶん言いたかったのか……。その講義の組み立て方の違いはどうやら演繹法と帰納法にあるんだということが、教員を辞めて随分時間が経ってからようやく見えてきました。そこで、臨床看護学研究所の研修生にも研修生たちが現場で行っている経験を意味づけて、やっている看護を明らかにしていくには帰納的学習法をベースにしていく方法がよいだろうということがわかり始めました（そのときに考えた構造図が図**1-3**です）。

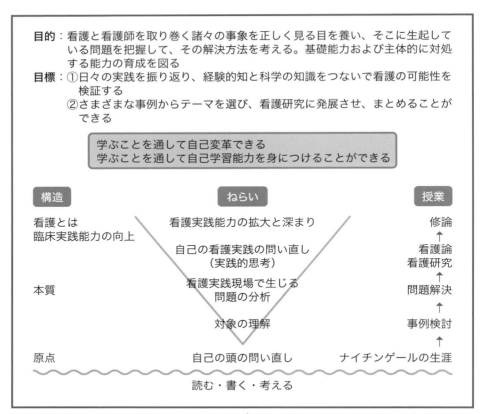

図 1-3　「私の看護論」プログラムの位置づけ [4]

「私の看護論」という研修プログラム

　研修生への講義では、「私の看護論」というプログラムのなかで「私の忘れられない患者さん」について、5枚のシートを用意して記述してもらいました。本研修のなかで皆さんにも記述してもらうこのシートは、現在は1枚のシートになっていますが、当時看護現場学の原型はA4サイズの用紙が5枚のシートだったのです。研修生一人ひとりが書いた5枚のシートに、私がコメントをつけて返しました。その当時の研修生のなかには「今でもあのときのレポートとコメントをときどき見て看護の原点を振り返っています」と言う人もいます。これが平成10（1998）年のことです。どうやら自分が今まで思っていた方法と違う学び方をしないと、看護というものは見えてこない、そしてそれには特に帰納法がポイントであることがわかり、さらに、探求を続けることになりました [4]。

看護現場学構築に
欠かせない理論との出会い

「武谷三段階論」と「認識の三段階連関理論」

　臨床看護学研究所に1年間在籍したとき、川島みどり先生の話によく出てきた1人が素粒子論物理学者の武谷三男先生でした。川島先生は武谷先生の技術論について「技術論の根幹をなすもの」と言い、「技術とは、人間実践における客観的法則性の意識的適応」という言葉を何度も聞くことになったのです（図1-4）。看護技術を理解する上で重要な技術論でしたが、私は武谷先生の「武谷三段階論」の「現象論−実体論−本質論」にとても興味をもちました[5]。看護現場学の中核的方法論として「看護実践論生成」があるのですが、その実践を導く認識の発達という点で重要なのが「認識の三段階」であり、これは武谷先生の三段階論がルーツになっています。そしてその武谷先生の三段階論をもとに、教育学者である庄司和晃先生の「認識の三段階連関理論」[6]を土台にして実践を導く、看護現場学における「看護実践の認識の三段階」はできあがりました。のちにM. M. レイニンガーの「現象学的変換の5段階」に出会い、看護の方向性としても一致すると確認できました（図1-5）[7]。

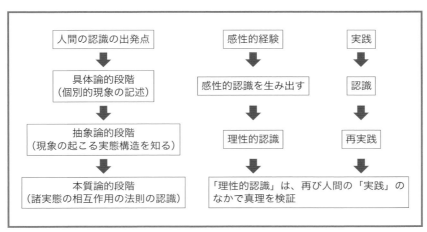

図1-4　臨床看護学研究所で学んだ人間の認識活動と実践活動（武谷三男）—実践しながら学ぶ、学びながら実践する—

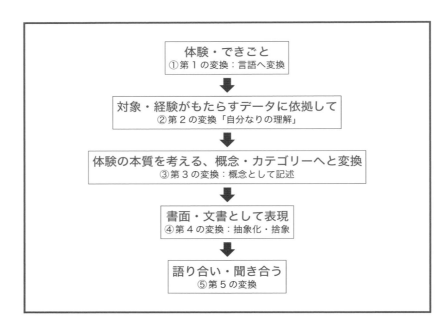

図1-5　現象学的変換の5段階

M. M. Leininger. 看護における質的研究. 近藤潤子ほか監訳. 太田喜久子ほか訳. 医学書院, 1997, 126-7
を参考に作成

教員時代の体験から生まれた『看護現場学への招待』

　私は、平成18（2006）年に『看護現場学への招待』[8]という本を出しました。うまく伝えられない・書けない私が書いた、教員時代の悔しい思いを晴らした本です（笑）。この本には、その教員時代の悔しい体験を発端に、試行錯誤して考え続けてきた看護経験の言語化に至る前段階の看護の概念化について書きました。その本のなかの一節が**表1-2**です。

「認識に導かれた実践」

　「看護経験の概念化作業」とは、患者さんに行っている看護を実践しながら、あるいはそのあと考えて（概念化）言葉にするということ（言語化）、「私は、看護とはこういうことだと思う」と最終的に言語化するということです。

　この本の中に「認識に導かれた実践」という言葉があります。私がなぜ「認識」に関心をもったのか、それはまず、看護は実践の科学だからです。この言葉は皆さんも基礎教育のときから幾度となく聞いているはずです。看護はケアを通して患者さんに提供されなければ実現しないので、「実践の科学」だということがわかります。ではその実践はただ行為をしているのではなく、これは薄井坦子先生の言葉ですが「実践は認識に導かれる」のです。つまり、ただ動くのではなく、いかに動いたら患者さんにいちばんいい看護が提供できるのか

表1-2　エキスパートへの道

> 「看護の現場で、エキスパートに向かうナースとそうでないナースを分けるものは何であろうか。それは体験の概念化（本質化）作業ではないだろうか。ナースなら毎日さまざまな体験をしている。何人もの患者のケアをしている。しかしそれで終わってしまったら、次のステップはない。10年がただ過ぎていったのか自己のキャリア形成につながる10年となるのか、その差は大きい。認識と行動の行き来をしていない人の実践、つまり抽象化、概念化のできてない看護実践は、単なる業務の遂行に過ぎない。看護か業務かの違いはその行為が、認識に導かれた実践であるかどうかである。エキスパートとは、それを意識しないで習慣的に、かつ瞬時に実践できる人なのだ」。

という「認識」が実践を導くのです。さまざまな現象を感じて、考えた末の実践がどこに向かうかというと、看護の本質です。看護の本質とは何でしょうか？　「より良い看護」です。看護職であれば、プロフェッショナルとして「良質な看護を提供する」ことが責務であり、その本質といえると思います。

エキスパートナースへの道

　看護のキャリアを10年、20年積むと実践は質的に向上します。これがエキスパートナースです。ではこの質的向上をどのように測るかと考えると、看護は実践の科学であり、実践は認識に導かれるのだとすれば、認識が発達しない限り、実践の質は変化しないのではないかと考えました。徐々に薄井先生の言葉と認識の三段階と実践の関係が見えてきました。

　図1-6は、看護現場学に影響を与えた主な理論と概念です。庄司先生の認識の三段階連関理論は前述しました。P. ベナーの看護論、J. デューイとD. ショーンの経験学習と、それから認識の三段階連関理論で実践の質的変化をとらえ、次に鶴見和子の『内発的発展論』[9]は、私が大学院で修士論文を書いたときに、考察・分析に使った理論です。この論文のなかに「ALSの患者さんが長期闘病の経過の中で病気自体は確実に進行しているが、患者さんの内面では進化・発展が起きていた」ということと「その内なる進化・発展には24時間365日患者さんの身近なベッドサイドでケアをし続けていたナースの存在があった」とまとめました（結合）。P. ベナーの看護論[10]については、ベナー以外の理論家は既存の概念を用いて主に演繹的に理論を構築しています。しかしベナーは帰納的に理論をつくりました。どのようにつくったのか、エキスパートナースの働いている現場に行ってインタビューし、それから参加観察をして、それらの実際に見たり聞いたりしたデータをもとに理論をつくったので

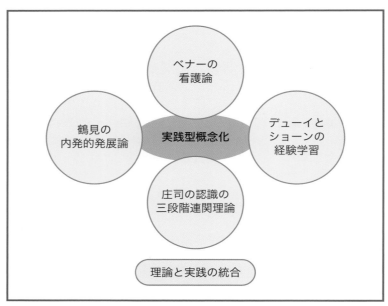

図 1-6　実践型概念化方法に影響を与えた理想と概念

す。理論家で唯一、質的帰納的アプローチで理論をつくった人だといわれています。この図が私の看護現場学の理論的ベースの構造図です[10]。

　実践型概念化という表現は、理論構築する際の「実践現場の現象・事象」を抽象化して概念や理論へと向かうプロセスですが、単に理論構築、理論化に向かうと看護現象の重要な〈できごと〉が捨象されてしまいます。自分が関わった大事な現象・事象をも含めた抽象化という点に、看護の独自性があるのではないかと私は考えています。〈認識論〉も D. ショーンがいう「実践的認識論」[11]に近いものであると考えていますが、今回はこの点については言及しません。

「善き実践」に至る道筋としての認識の三段階

認識ののぼり・おりで考え、話す

　看護現場学の中核に「実践を導く認識」があることを述べてきました。図 1-7 は、「認識の三段階連関理論」を元に、看護における認識の三段階に改変したものです。

　看護は実践の科学で、実践は認識に導かれる。図に「実践の質的変化とは、看護に対する理解（認識）の深まり」とありますが、看護に対する理解、つま

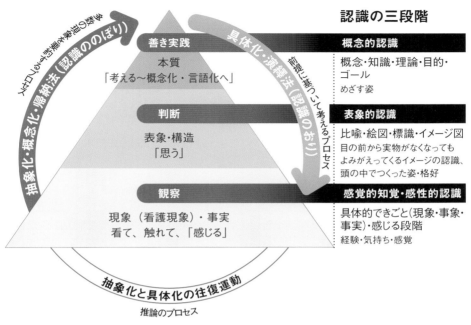

図 1-7　認識の三段階と看護
看護は、実践の科学。実践は、認識に導かれる。認識は抽象化と具体化によって深められ、意味づけられていく。

り認識が広がり深まらなければ、実践の質は深まらず、ただ行動するだけの「Doing ナース」になってしまうということです。そして認識とは頭のなかで思ったり考えたりすることなので、「頭脳活動」であり知的行為です。「抽象化と具体化の往復活動」とありますが、これが「認識ののぼり・おり」です。抽象化は下から上、具象化つまり具体化は上から下へ行きます。講義の際には、実はこの両方を意識して行っています。たとえば私が理論についてを話したときに、皆さんの「うんうん」といううなずきがあったら、私は理論の話を進めていきます。反対に、皆さんが首をかしげたりわからなさそうな様子であれば、理論・概念という3段目から1段目の現象レベルにおりて、具体的に事例を出します。「たとえばマリアンナでね……」というようにです。そして皆さんがわかったようであれば、1段目のできごと、事実を通して理論まで説明していく、つまり上にのぼってまた理論の話を進めていきます。

　「スタッフと話がかみ合わない」という表現がありますが、この段階がお互いに合っていないとかみ合わないわけです。相手が具体のところにいるなと思ったら具体におりる、あるいは抽象的に話しているなと思ったら抽象にのぼるといったように同段階で話さなければ、どうもおかしい、かみ合わないとな

ります。この認識の三段階ののぼり・おりが理解できると看護が一段と見える
ようになるので、ぜひマスターしてほしいと思います。

看護の本質に至る認識の三段階

　認識の三段階の三角形の1段目は「現象」という段階です。ここが「具体的
経験」になります。2段目が「表象・構造」で、イメージや構造図、骨組み・
ポイントがここの段階になります。そして3段目が「本質」です。薄井坦子先
生が2段目の構造レベルのところを「捨象」と言っていますが[12]、これは「細
かい象を捨てる」ということです。いろいろな現象が起きるとあれもこれもと
とらわれてしまうので、細かいところは捨てて（一旦、おいて）、骨組みと
なった大事な塊を取り出すのが、「表象・構造」です。ポイントを抑えるので
す。そして表象・構造を経て、「本質」（その目的）に向かい、たどりつきます。

概念化能力によって問題の本質をつかむ

　臨床現場では、病気も年齢も様々であり、重症の人もいれば回復状態の人も
います。元気になったと思った患者さんが急に亡くなったり、一方ではインシ
デントが起きて、また緊急入院と、起こる現象もさまざまで、現場はまさに、
現象の海です。皆さんはこういう現場で毎日働いているのです。ここでリー
ダーが、概念化の能力、つまり認識の三段階を下から上にのぼる能力がないと、
現象のみを追いかけて処理する「モグラたたきリーダー」になってしまいます。
1つひとつ現象を追いかけていたら認識の2段階、そして3段階へと向かって
いきません。リーダーに概念化能力があると、「今いったい何が起きている？」
と考え現象を塊にして、何が起きているのか、ふさわしい言葉で表現するとい
う2段階目の表象・構造レベルにいくことができポイントが見えてきます。
　では、現象を塊にするためにはどうしますか？　ちょっとヒントを出しま
す。たとえば付箋に問題を書いていく方法があります。そう、「KJ法」です。
KJ法は帰納的アプローチ法です。付箋に書いた問題は様々なできごと、現象
です。そして、付箋に書いたあと、次にどうしますか？　このバラバラな現象
を認識したあとはどうしていますか？　そうです、似たものを集めてグループ
にして、そこに名前をつける、これはまさに概念化です。これは2段目の表
象・構造レベルです。そして3段目の本質に向かって「それは良質な看護であ
るのか」と自問自答して、より端的に概念化〜言語化していき、意味づけると

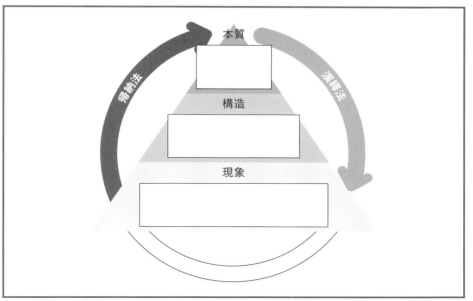

図1-8 概念化ワークシート

いうことができれば、忙しくてもやっていることの意味は見えてきます。この本質に至るプロセスは、たとえばマネジメントでいうと、2段階目の構造レベルでは人事管理、安全管理、質の管理などの言葉にあたります。起こっている現象は一つひとつ別々でも、そこに似ているものをグルーピングして名前をつけると、行っている看護マネジメントが見えてきます（カテゴライズ）。そして三段階目の認識の三角形のいちばん上の「何のために管理するのか」、つまり本質に向かうということです（目的）。

　本質は最も抽象化した表現ですから、看護の場合は共通の言葉で表現することができます。「善き実践」、つまり「より良い看護」「質の高い看護」、それは専門職が目指すゴールです。「善き」はこだわってこの漢字にしています。それは倫理原則の「善行」です。もっとよい看護ができないものかと深く考える看護の行為は、倫理的な行為なのです。ですから、より善い看護に向かって看護の知を見える化していくのが看護の知のファシリテーターで、これが看護におけるリーダーです。認識の階段をのぼって仲間と共に本質を目指して良質な看護の促進者になるということです（**図1-8**）。

看護師によって異なる実践の質

　実践の質を認識の3段階から考えると、現象だけを見て動く看護師と、現象

を見て、「看護の大事なところがここ（本質）だから、ここに向かうにはどうしたらよいのか」と自問自答しながら考えて行動する看護師との違い、つまり行動が認識に導かれている点に質的違いが出てくるのです。そこでリーダーは、困ったり悩んでいる看護師がいたら、「たとえばそれはどういうことなの？」と現象をもう1回聞いたり、時には一緒にその現象を見たり、「あなたはここを目指していたのね？」と本質に向かって確認し合い、「でもあなたは今、ここができなかったから後悔しているのよね」と、内省を促しながら認識ののぼり・おりをサポートする。スタッフの知を育てたいと思わなければ現場指導だけしてそこで終わってしまいます。そこに気づく過程には大事な知があると思い、原石のダイヤモンドが光るまで対話と内省を通して磨くのが知のファシリテーターの役目です。そのプロセスを含めた方法が看護現場学なのです。

そのためにも、いつも頭のなかにこの認識の三角形が浮かびあがるように、意識して看護実践を照らし合わせて考えていくのです。

「看護の知」を「見える化」する方法としての看護現場学

苦い経験から生まれた看護現場学

ここまでざっとお話ししてきましたが、まとめますと、私のヒストリーのなかの教員時代の挫折がきっかけで看護現場学は生まれました。教育の世界は、実践してきたかどうかよりも、理路整然と言えること、そして書けることが絶対的な価値のように当時私は思ってしまいました。まさに臨床と教育の文化的衝突が私のなかで起こったわけですが、その勝手な思い込みに気づく機会がなければ私はいまだに「実践することこそ大事」と思ってきたかもしれません。そしてクルト・レヴィンの言葉に出会わなければ、「看護は実践の科学だ」「私は現場で26年も続けてきた！」とずっと言っていたことでしょうね。巡り合わせというのか、運命的出会いってあるのだ、と思います。

この苦い挫折経験のなかから、私は、学び方には演繹的学習法と帰納的学習法があること、そしてどうやら実践家にはベースとして帰納的学習法が必要で、その方法をしっかり学ばないと、実践の意味が見えてこない、看護という暗黙知が見えてこないということがわかってきました。そこで学ぶ方法について自分なりに考え続けて、それを「看護現場学」と名づけたのです（図1-9）。

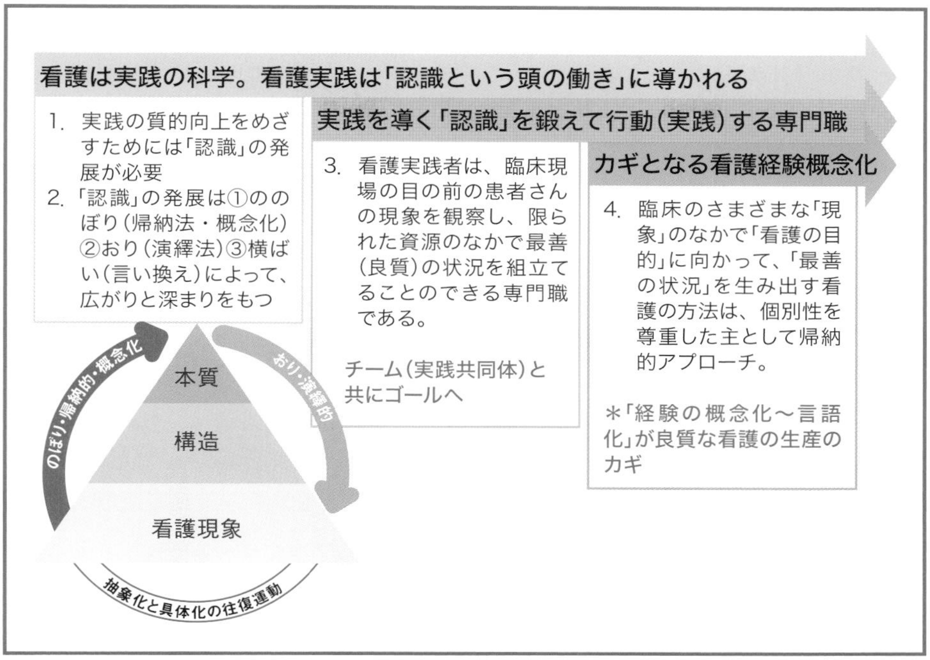

図の内容：

看護は実践の科学。看護実践は「認識という頭の働き」に導かれる

1. 実践の質的向上をめざすためには「認識」の発展が必要
2. 「認識」の発展は①ののぼり（帰納法・概念化）②おり（演繹法）③横ばい（言い換え）によって、広がりと深まりをもつ

実践を導く「認識」を鍛えて行動（実践）する専門職

3. 看護実践者は、臨床現場の目の前の患者さんの現象を観察し、限られた資源のなかで最善（良質）の状況を組立てることのできる専門職である。

チーム（実践共同体）と共にゴールへ

カギとなる看護経験概念化

4. 臨床のさまざまな「現象」のなかで「看護の目的」に向かって、「最善の状況」を生み出す看護の方法は、個別性を尊重した主として帰納的アプローチ。

＊「経験の概念化〜言語化」が良質な看護の生産のカギ

のぼり・帰納的・概念化　本質　おり・演繹的　構造　看護現象　抽象化と具体化の往復運動

図 1-9　看護現場学による良質な看護提供のメカニズム＝帰納的学習法

看護のやりがいを見出して疲弊する現場をサポート

　今私が全国行脚して看護現場学を伝えているのは、現場の看護師を応援するためです。未来のキーパーソンである看護師は今、疲れ果てています。先にも述べた通り DPC 以後、在院日数が短縮し、目の前の多くの業務遂行するのに精一杯です。さらにコロナです。医療現場は相当困難な状況に陥っています。大変でもつらくても、そのなかで看護の知が見えれば、つまり、自分がやっている看護の意味が見えて、これが患者さんに役立っていることがわかれば、看護師はきっとやっていけるのです。

　楽してお金を得ようと思ったらそもそも看護師という職業は選んでないはずです。私たちは困難やつらさは承知のうえでこの生と死が伴う仕事を選んでいます。もちろんこれだけではないのですが、やりがいが感じられれば続けていく力となっていくはずです。辞めていくのは、つらいから・厳しいからではなく、やりがいが見えないから辞めていく人も多いのではないかと思います。これは臨床現場の責任です。

　一緒に働く先輩やリーダーが、見えにくい暗黙知である看護の知を見える化して、自信をもてない後輩に「できているよ……」と気づく機会をつくる。こ

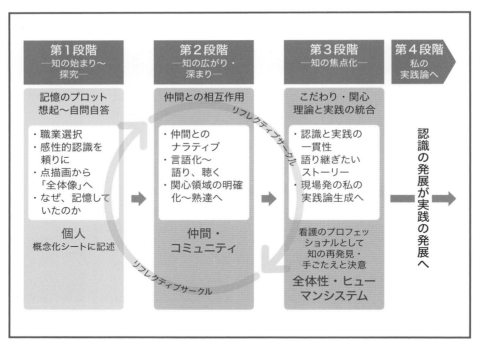

図 1-10　看護現場学・内発的発展学習

こに看護の知のファシリテーターの存在の意味があります。今回、ここで学んだことを職場のリーダーに伝えて、そのリーダーとともに後輩をファシリテートしていただきたいと思います。これが現場の仕事を通して学ぶ「経験学習」であり、看護現場学の基本の「帰納的学習法」です。

　私は講義のときにはDPCを悪者にして話していますが、見えにくい看護が明らかに見える化するようになったのは実はDPCの影響もあります。患者さんを短期間で治療して、回復させて帰すことができない病院は収入が少なくなる仕組みがDPCです。看護の質が悪くて観察を見落とせば、手術後に合併症を起こし予定通りに退院することはできません。良質な看護が行き届かなければ患者さんが短い期間で自宅に帰れるわけがないのです。つまり、在院日数が短くなったということは、良質な看護が行き届いているということです。看護師のおかげだということに、医師は今気づき始めています。いちばん気づいていないのは当事者である私たち看護師です。「大変」「もうやりきれない」と消耗しています。その看護師たちが看護のやりがいを見出していくときの1つの方法として、内発的発展学習である看護現場学を活用していただきたいと思っています（**図1-10**）。

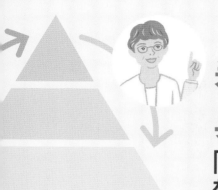

看護現場学の具体的方法

「忘れられない看護場面」の想起から、対話と内省を経てあなたの看護の本質へ向かう

さあ、ワークを始めましょう！

　では、看護現場学の方法である認識の三段階の考え方を理解して概念化するために、ワークを行います。図1-11は、私が長い間模索しながら考えてきた、

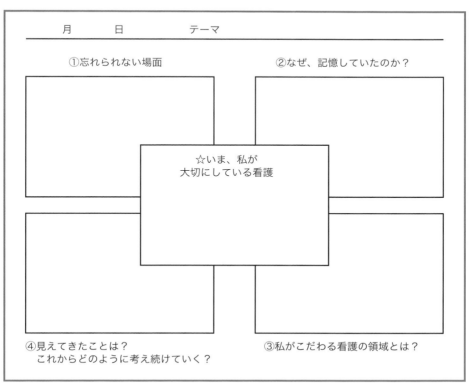

図1-11　概念化シート

見えにくい看護の知を見える化する、つまり概念化を促進するためのワークシートです。以前は5枚のシートを使っていましたが、1枚に凝縮した短縮バージョンでも看護の知がしっかり見えてくるのがわかったので、今はA4用紙1枚のこちらを使っています。そもそも5枚だと「5枚？　そんなに書けないわ」と、皆さんがぎょっとするので、実践家の苦手な「書く」ということに対する防衛を解くためにも短縮しました。そして、ワークをするときは、「書ける範囲でいいですよ」「きちんとした文章でなくて、記憶の片鱗を書きとめるメモのイメージでいいですよ」「書けなければ書かなくてもいいですよ」とお伝えすることで、「きちんと書かなければ」という構えを解くようにするのがポイントです。

　このシートには、皆さんの「今まででいちばん忘れられない患者さん」について書いてもらいます。参考までにまずは私のいちばん忘れられない患者さんの話をしましょう。

忘れられない ALS の患者さん

　長い間看護の仕事をしてきて私がいちばん忘れられない患者さんは、ALS（筋萎縮性側索硬化症）の患者さんです。その方は3年間闘病して亡くなられました。ずっと「死にたい、死にたい」とまばたきで言い続けていました。何度もカンファレンスを重ね、残存機能を生かして俳句をよむように働きかけているうちに、少しずつ少しずつ「死にたい」と言う回数が減ってきました。

　前より少し元気になった患者さんの様子から、患者さんが落ち着いているときに今の気持ちについて聞いてみることにしました。そのときの聞き役は、患者さんにとても信頼されている看護師に行ってもらうことに決めました。それは患者さんが入院して2年7カ月過ぎたときのことです。呼吸器をつけているので会話は文字盤を使ってまばたきで行いました。「この頃、『死にたい』と言われなくなりましたが、今の病気のことをどう思いますか？」と看護師が聞くと、患者さんは「フコウ」と答えました。そこで看護師が「それでは、生きている意味はないですか？」と聞くと、「オモワナイ」と患者さん。「どうしてそう思うのですか？」と看護師がたずねると、「ミンナヨクシテクレル」とまばたきで答えました。さらにその看護師が「もしあと数年今と同じ状況が続くとしたらどう思いますか？」と問い返したんです。誰もそんなことを口には出せません。でも2人の間には信頼関係があったので、聞けたのだと思います。そう問われた患者さんは、しばらく沈黙しました。そして、患者さんはまばたき

で「ツラクテモイキテイタイ」と言ったのです。今まで「死にたい」という言葉しか聞いていなかったので、その看護師はびっくりして、そして感激して、「それでは生きがいはなんですか？」と聞きました。その方は当時65歳で、ご主人は70歳近くだったと思います。ご主人は横浜に住んでいたので面会は2週間に1回くらいでしたが、とてもしっかりした方で、ALSのことが新聞に出ると「これ見ましたか？」と新聞を持ってきたり、そういったしっかりした方でした。でも看護師が「生きがいはなんですか？」と聞いたら、「孫」と。ご主人じゃなかったのです（笑）。その子の成長が楽しみだと言っていました。

　「死にたい」と思うのは意欲、気力が落ちているときです。でも「つらくても生きていたい」と応えたのはエネルギーがまたあがったということ。それはなぜ？　どうしてなのか？　それにはきっと看護師の存在が大きく影響しているのではないかと私は推測しました。

　その後、実はもう1人、私はALSの患者さんに出会っています。出会ったのはもう30年も前になります。その方が闘病を始めて10年目のことです。面会に来たご主人に、まばたきのコミュニケーションで「ジンセイノナカデイマガイチバンシアワセ」と伝えたのです。なぜ？　なぜ、長い間動けずにいる状態で病気も一向に治らないのに人間は幸せという言葉をどうして言えるのでしょうか？

大学院で「なぜ？」を探求する

　この2人のALSの患者さんとの出会いにより、私は大学院に行って看護について学びたいと思いました。そこで大学院を受験するわけですが、実は3回も落ちました。そうしたら夫に「そんなに何回も落ちるって、よっぽど頭が悪いか勉強の仕方が悪いかどちらかだよ」と言われ、一念発起して、「次こそは！」と思っていたら、そういうときって運命があるんですよね。新聞のなかに予備校のチラシが入っていました。早速、その予備校に入学したのです。とりあえず3カ月通うことにしました。すると意外とおもしろくて、続けて次の3カ月も行きました。その後は辞めると受からない気がして、結局1年通いました。使ったお金は100万円以上。今思うとすごい冒険でした。そんなことがありましたが、次の年は無事に受かりました。東洋英和女学院大学大学院の人間科学研究科の「生と死」というコースに入りました。そこで、ALSの患者さんがなぜ「死にたい」から「生きたい」に変わったのか、闘病10年目でなぜ「今がいちばん幸せ」と言えるのか、その疑問を探求することにしました。そして鶴見和子さんの『内発的発展論』[13]を用いて修士論文を書きあげました。

それは私のヒストリーの副部長から短大の教員へと変わった3年間のあいだのことでした。この探求のプロセスは、私の看護経験の概念化の原形となっています。

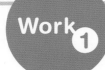

Work ① 概念化シートに個人で書いてみる

　私のストーリーを聞いていただいたあとは本番の皆さんです。まず、目をつぶってみてください。皆さんもいろいろな経験をして、多くの患者さんに出会っていると思いますが、いちばん忘れられない患者さんを思い出してください。「いちばんはあの人かな」と思い浮かんだ方、目をつぶったまま静かに手をあげてください。……2人の方が、手が上がりました。一気に半分になって、7割、8割……まだ迷っている人がいますけど、はい、ありがとうございました。それでは皆さん、目を開けてワークシートを見てください（概念化シート：図1-11 → p33・ダウンロード資料あり）。そして今目をつぶって思い出した患者さんについて書いてください。ワークシートには5つの四角があり、①から④の順番が書いてあります。最後が真中の四角になります。

①忘れられない場面

　まずはここに、忘れられない患者さんの忘れられない場面を書いてください。メモでも羅列でも何でもいいです。忘れられないのは患者さんの言葉だったり、顔つきだったりするかもしれません。その四角のなかに書ける範囲でよいので自由に書いてください。

②なぜ、記憶していたのか？

　ずいぶん前に出会った患者さんなのに、どうして皆さんは記憶していたんでしょうか。記憶していたのは、自分が何かそこにこだわっていたり、相当関心をもっていたり、大切にしていることがあるからで、そうでなければとっくに忘れているはずです。「なぜ、その患者さんを記憶していたのか？」について書ける範囲で書いてみてください。

③私がこだわる看護の領域とは？

　「領域」という言葉はあまり気にしなくていいです。随分長い間忘れられないということは、この患者さんを通して私は何にこだわっていたんだ

ろう、何が気がかりだったのか自問自答して書いてください。①、②、③を行ったり来たりしながら、書ける範囲で書いてみてください。

さて、①、②、③を行ったり来たりしながら書いたら、今度は④です。

④見えてきたことは？　これからどのように考え続けていく？

20年前の患者さんのことだとしたら、20年間、患者さんのことを記憶から流さなかったということは、これまで無意識に何か考えていたのだと思います。いったい自分は何を考えてきたのか、そこから見えてきたこと。そして長い間、無意識に考えていたことを、これからもそのことをどのように意識して考えていったらいいのかと、①～③までを振り返りながら書ける範囲で書いてください。

今、私が大切にしている看護

①から④まで過去のことを思い出しながら書いていただきました。残る四角は真ん中の四角です。これは過去ではなくて「今」です。「いま、私が大切にしている看護」を言葉で表現してみてください。

さて、今皆さんには、誰とも話さずに"個人"でワークシートに記述しました。書き始めたら意外に書けたなという人も、多いのではないでしょうか。

実際に体験されたことですから、書き始めたら次々と出てきますよね。でもぼんやり考えているのではそれで止まって、やがて消えていきます。書いていくことによって、知の広がりと深まりが出てきたのです。

「書く」ことの意味

今皆さんは夢中になって書いていましたが、自分がどのように書いてい

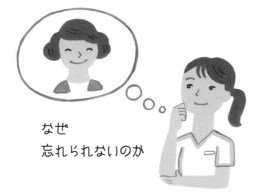

なぜ
忘れられないのか

たか自分でわかりますか？　この部屋の天井にミラーがあると思ってください。自分がどのように書いていたのか。天井を見て何か思い出しながら書いている人、じっと床を見て思いつめているように書いている人、なかには涙ぐんでいる人、いろいろな人がいました。一生懸命思い出しながら考えているこの状態は、振り返りながら、内省しながら知がゆれ動いている状態なのです。今を起点に過去をたどって、自分で自分を見る、感じるということが起きていたのです。

「考える」から「書く」へ

　個人で記述しているこのとき、「書ける範囲でいいですよ」「書けなかったら書かなくてもいいですよ」という言葉かけがポイントです。実践者は書くことに関して、「どう書いたらいいんだろう？」と脅威に感じてしまうことも多いと思いますから。脅威が解けないと思いは出てこないですね。多く書く人もいますし、1行くらいの人もいますし、なかには全部空白の人も1人だけいました。書いたあとにナラティブをするのですが、何も書いていなくてどうするのかなと思っていたら、その人はとうとうとしゃべっていましたね。書けないけど、話せるのです。そういうときは話したあとに追加で書けばいいんです。これは、そのように長く記憶していることの一部、知の片鱗なのです。知の片鱗を言いたいことの塊にして概念化していくという方法です。理論学習、つまり演繹的学習法は講師が注入した知を一生懸命記憶することが主になりますが、このワークは経験学習です。経験学習はステップがいくつかあります。まず、実践したことを思い出します。そして今皆さんワークシートに書いています。書く前に必ず考えているのですよ、思い出しながら。そして言語にして、書いているのです。一斉講義を受けているときは、講師から知識注入型で、受ける形になりますが、経験学習は思い出し、振り返り、そして考えながら記述していくのです。これは今、皆さんが実際にしていたことです。

暗黙知と形式知の違い

　この講座では、「看護」と表現しないで「看護の知」と言っています。この「知」の種類が違うので看護は難しいのです。看護の知は暗黙知の部分が多く、言語や数字にしにくいのです[14]。暗黙知の反対の言葉は形式知です。こちらは言語や数字になりやすい。形式知の代表は医師の知、それは科学の知です。形式知は客観性を大事にします。暗黙知は客観性というよりは主観性を大事にします。皆さんが医師とぶつかったときに、医師に「感情で言わないでもっと客観的に言ってくれ」と言われたことがある

かと思います。それはその医師の考えでもありますが、医師は医学教育の
なかで「医学は科学」だ、だから客観性が大事だと徹底的に鍛えられてく
るのです。看護も科学ですが対象は患者さんですから、人間は科学ですべ
て割り切ることはできません。暗黙のところ、思いや感情は言葉にしにく
いところがあります。そして私たちが大事にしているのは患者さんの個別
のニーズですから、主観性が大事になります。医師と看護師がぶつかるの
は、寄って立つ教育の違いから、大事にしている知・価値が違うのです。

　今までは形式知が優位でしたが、時代は変わっています。今は徐々にト
レンドが暗黙知へと移っています。看護しているにもかかわらず言えな
い、書けないままでは専門職とは言えないので、暗黙知を見える化する方
法を知る必要があります。

　個人で記述するワーク1は、自身の経験を想起しながら内省し、概念
化したことを言語化していく看護現場学の根幹です。それは経験学習の
「暗黙知を形式知へ」変換するプロセスでもあり、看護現場学のワークの
最も重要な現場の記述 ── 概念化していくプロセスです。

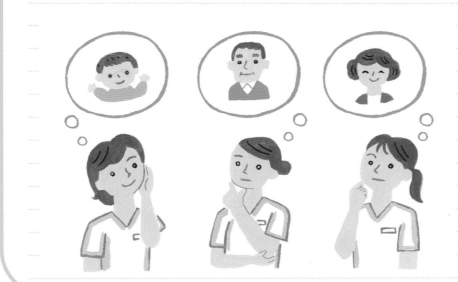

仲間と「語り合う・ナラティブ」する

　概念化シートを使って「個人で記述」をしてきました（表1-3の1）。この方法でも知が少し広がり深まったことを感じたと思います。次は仲間とのナラティブです（表1-3の2）。つまり、はじめに行ったワークの"個人"を"複数"にして、"書く"を"語る"に変えていきます。記述したことを仲間と語り合う、ナラティブをします。

　4、5人のグループをつくり、全員が語りますが、まずはどなたからスタートするかをグループで決める。そして1人ずつ、私の忘れられない患者さんの「忘れられない場面」「なぜ記憶していたのか」「私がこだわる看護」「見えてきたこと、これからどのように考えていきたいか」のシートの順番で語る。そして最後に、「いま、私が大切にしている看護」を話してください。ナラティブですから、報告ではなくて、ストーリーをしっかり語り合う。語りを聞いている人たちはしっかり聞いて反応する。看護の知の広がりと深まりを感じてください。それでは、仲間との語り合いをスタートしましょう。

仲間とのナラティブが「看護の知」を広げ、深める

　語り合いが進んでいくと、やがてグループ内で共通の看護問題が出てくるようになります。実はこの状況が、知の広がりと深まりなのです。

　私は、ナラティブを行っているグループを見廻り、個人の知〜チーム（グループ）の知へと変化していく様子を観察します。そうして個々の物語り（現象レベル）について、メンバー全員の語りが終わったあとから始まるチームの知（表象・構造レベル）へと、さらに看護の本質へ向かって「認識の、のぼり」がチーム内で起きているかを確認していきます。個々

表1-3　ナラティブ

1. 個人　で　記述
↓
2. 仲間　との　語り合い（ナラティブ）

の看護問題からチーム看護の共通な問題へと集約され焦点化していきます。メンバーが語っている言葉が看護の本質に抽象化され、チームとして収束・要約された言語へと変化していく様子をとらえるのです。

　今、表1-3のなかの「個人で記述」と、2番の「仲間との語り合い」の2つの方法をやっていただきました。個人の記述（1番）と仲間との語り合い（2番）では知の広がりと深まりはどちらが変化が大きかったですか？　はじめの「個人の知」ほうが大きかった人、手をあげてください。それでは2番のほうが知の広がりと深まりが大きかったと思う人、手をあげてください。全員後者、チームで語り合ったほうが圧倒的に多いですね。暗黙知の部分が多い看護の知は、もちろん自分で考えて追究して思い出していくことでも、広がりや深まりもあります。しかし仲間との語り合いで看護の知が圧倒的に広がり深まるのがわかります。

　皆さんが書いた忘れられない患者さんの事例は、うれしかった事例と心残りの事例の大きく2種類があると思います。

　今まで実施してきた中での傾向では、心残りのほうが6割〜7割くらいと多い傾向にあります。後悔の事例を時間が経っても看護師は長く心のなかに記憶しているということがわかります。この意味は実はとても重要なのです。

心に残るのはなぜ？

　事例は、うれしかった事例でも心残りの事例でもどちらでもいいのです。たとえば心残りの事例では、自分は一生懸命やって本当は患者さんに

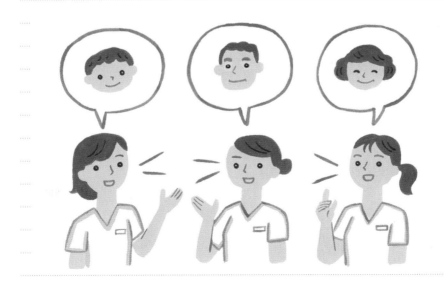

"もう少しケアしたかった"、だけどできなかったということで、10年も20年も記憶しているわけです。うれしかった事例も、たとえば新人で何もできないと思っていたのに、患者さんや家族から「あなたがいてくれてよかった」と言われた。「なぜ?」「どうしてなんだろう?」という"ここ"のところです。その「なぜ?」をもっているから、記憶しているのです。その「なぜ」とはいったい何でしょうか? それは自身が「より良い看護」を目指していたからです。私たちは無意識によい看護をしたい、質の高い看護をしたいと思っています。だから、心残りだったり、うれしいという記憶がずっと残っています。長く記憶しているということは、より良い看護をしたいという思いをもっていたということです。そうじゃなかったら「忙しいし、仕方がない」と、そのうち忘れます。10年も20年も記憶しているということは、目指す看護ができた・できなかったということを無意識だとしても強く思っていたからです。それは無意識ですが、仲間に語っているうちに見えてきたり、仲間が返してくれることで見えてきたり、より意識できたりするということです。仲間との相互作用のなかで暗黙知は見えてくるのです。

　それでは仲間がいたら知が広がるかといえば、そうではないですね。"私"に関心をもって話を聞いてくれて、反応を返してくれる仲間がいなければできません。この仲間を「実践共同体」といいます[15]。皆さんは、今日知り合ったばかりなのに旧知の仲間みたいに話していました。この状態も瞬時にできた実践共同体と言えると思います。それに対して「集合体」とは、寄せ集まった人です。複数人だから知が広がり深まるかというと、そうではないのです。皆さんの職場に20人、30人スタッフがいたら、そのチームは「実践共同体」なのか「集合体」なのかどちらでしょうか。この2つの何が違うかというと、価値を共有する仲間かどうかという点です。

　今日ここにいる皆さんは職場もキャリアも違い、しかも短時間でした。でも、価値を共有していました。何の価値を共有していたのでしょうか? 「より良い看護」を目指して話していました。今も頑張っているけれど、さらに一歩極めたいと皆さんは思っているわけです。だからこの陣田塾に全国からやってきたのです。「もっとよい看護をしたい」という価値を共有した方々がここに集まっているからです。個人と仲間、チーム、そして看護の知を育む実践共同体と集合体の違いについて説明しました。

　看護の知の醸成には実践共同体が土台にあってこそ、育まれていくのです。

では、概念化ワークシートの種あかしです

ワークシートは認識の三段階にリンクする

　ワークシートにビッシリ書いている人と、今では少なくなりましたがなかにはぜんぜん書けない人もいます。そのような人でもナラティブになると、とうとうと話すのです。他の人が話しているのを聞くと相互作用のなかで自然に言葉が出てくるのです。つまり仲間の物語を聞くということは、語っている本人も、聞いた人も両者の知を引き出すことになるのです。そう考えると、先輩が語ってスタッフの知を引き出すことは大事な知の広がりと深まりですが、それが現場でできているでしょうか。この頃は多くの施設でナラティブをするようになったので、「語っています」と聞きますが、日常の仕事現場のなかでは以前のように自然に語り合うということが少なくなってきています。高速回転状況や、コロナ対策の影響もあると思います。

　さて、ここからは、ワークシートがどういう仕掛けになっているのかということをお話ししたいと思います。実はこのワークシートは、認識の三段階にリンクしています。皆さんが書いたワークシートを、テキストの認識の三段階の図の横に並べてください（次ページ図1-12）。図には、上から下と下から上の矢印が2つありますね。下から上が帰納的アプローチ、帰納的学習法のことです。経験したこと・できごとから看護の意味を考えるということです。この矢印の横に「経験学習」と書いてください。こののぼりが経験学習の方法で帰納的学習法です。そして上から下は認識のおり、つまり演繹的学習法のことです。たとえば、ナイチンゲールやベナーが言うところの「よい看護とは」という理論に基づいて、具体的に考えてみると認識の段階を上からおりて説明する、といった既存の理論や枠組に基づいて考える方法になります。

感性的認識から表象的認識、そして概念的・理性的認識へ

　この5つの四角のワークシートは、実は認識の三段階の下から上の順になっています。つまり認識の三段階とリンクしています。忘れられない患者さんの①「忘れられない場面」は「看護現象」です。皆さんはまず①で現象の記述をしました。そのワークシートの①のところに「看護現象」と書いてくださ

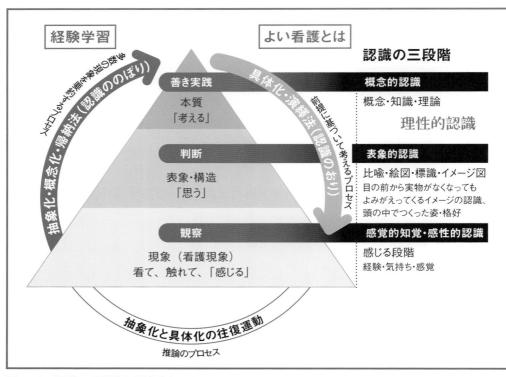

図 1-12　認識の三段階と概念化シート

い。その現象のなかに長い間記憶させた何か知が潜んでいるということです。次に②「なぜ、記憶していたのか？」は、自問自答で現象と表象・構造の真中くらいにあたります。続いて③「私がこだわる看護の領域とは？」が表象と構造で、認識の2段目になりますので、ワークシートの③のところに「**表象・構造**」と書いてください。そして最後、シートの真ん中の「いま、私が大切にしている看護」が認識の3段目、「本質」になりますので、そこに「**本質**」と書いてください。ここは看護に対する認識なので、看護観です。「看護観」というのは看護についての見方・考え方ですから、言葉を変えるとこれが「認識」です。今回の研修では、「認識と行動の一貫性」がプロの看護師だということで、「看護観」はすなわち「看護についての認識」ということになります。

　この三角形で描かれている図ののぼりとおりでは、どちらが抽象的でしょうか？　上ですね。本質の所は抽象的に要約した短い言葉になります。三角形のいちばん下の現象はさまざまなできごとの記述になります。概念化能力は、この認識の、のぼりおりを筋道だてて説明できたり、相手の言葉の使い方を聞くことにより認識の段階がわかるのです。前述したように私がグループを巡回してみているのは、現象レベルから表象・構造さらに看護の本質について深めて

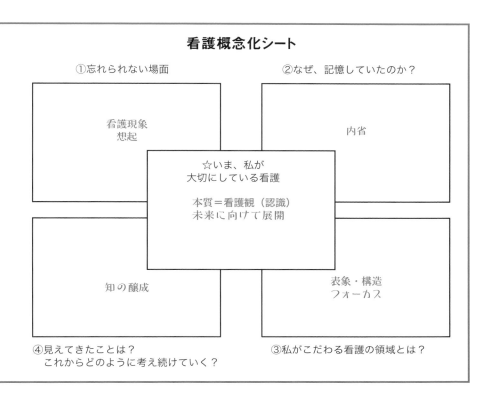

いるかどうか（のぼり）を見て、聴いているのです。

　ワークシートの現象（①忘れられない場面）には、悲しかったりうれしかったりといった「感じたこと」を書いています。これは「**感性的認識**」です。皆さんが「忘れられない患者さん」を書いたなかで、いちばん長い記憶を保っていた方は誰でしょうか？　20年前の患者さんの事例を書いた方？　30年前の方でしたか？　40年前はさすがにいない？　それでは30年前として、通常、30年も前のことなんて忘れてしまいます。なぜ私たちが長く記憶しているかというと、それが感性的認識だからです。記憶は感情が伴うと長く覚えられるのです。そのときの感情がよみがえり記憶を言葉にし、意味を考えていくことで看護の本質の概念的認識になります。概念的認識のところに、「**理性的認識**」と書いてみてください。さきほど私は『看護現場学への招待』という本を書いたと言いました。それは教員時代の悔しい思い、つまり悔しかった感性的認識を『看護現場学への招待』という本のなかで言葉にしたのです。私なりの文にしたのです。これが認識の三段階の三角形の図のいちばん上にある概念的認識、理性的認識つまり悔しかった思いを概念化〜言語化して「看護現場学」にしたということです。

このワークシートは病院などで組織的にも使ってもらっているところがあります。「たった1枚のなかでこのなかにとてもよく知が出てきます」と言った方がいました。ただ、この方法でやれば看護の知が出てくるわけではないんです。そこには引き出す人が必要なんです。これは看護の知を引き出しやすいフォーマットにはなっていますが、知の相互作用、インタラクションのなかで、たとえばあいづちだったり問いかけだったり、うなづいてくれたりと反応を返す人がいること、つまりファシリテートする人の存在が重要です。経験学習は、仕事学習です。ですから今回の研修の内容を持ち帰って、職場を学びの場にすればいいのです。実践者の教室は職場です。職場が実践共同体であれば、知の引き出しや相互作用を通して仕事から多くを学ぶことができます。

過去の忘れられない記憶は現在〜未来につながっている

　このワークシートのなかにはもう1つ、**表1-4**のステージが組み込まれています。①「忘れられない場面」のところに「**想起**」と書いてください（**図1-12**右のワークシート）。想起は脳科学の「記憶・思い出す」ということです。皆さんは患者さんを想起しました。つまり現象の記述は「想起」の場面になります。次に②「なぜ、記憶していたのか？」、ここには「**内省**」と書いてください。内なる自分を顧みる。「なぜ長い間忘れなかったのか」と、自分が自分に質問を出しています。これが自問自答・リフレクションです。

　実はこのワークシート全体がリフレクティブなサイクルなんですが、5つの四角のなかであえていうと、②がリフレクションになります。そして③「私がこだわる看護の領域は？」に、「**フォーカス**」と書いてください。フォーカスは焦点です。①現象では、過去のできごとを思い出してさまざま書きまし

表1-4　概念化ワークシートのステージ

ステージ	テーマ	概念化プロセス
1. 想起（データ）	忘れられない人 記憶に残る場面記述	場面・事実（具体・現象） →全体へ・抽象化へ
2. 内省（意味づけされたデータ）	なぜ忘れなかったのか？	無意識の意識を意識化する （自己への問い）
3. フォーカス（思考過程の理解に関連している中心領域）	それは看護のどんな状況か	看護の領域の焦点化
4. 知の醸成（判断することによって新しい理解へ） 5. 展開・未来へ	何を考えたかったのか 　　　　　→これから	新たな広がりと深化 看護の本質への問い

た。フォーカスはその書いたなかの焦点、ポイントです。③まで進めてくると①のできごとの焦点が見えてきているはずです。続いて④「見えてきたこと、今後その見えてきたことをどのように考え続けていく？」には、「**知の醸成**」と書いてください。醸成は知を膨らませる・育てることです。そして最後、真中の四角には、さきほど「本質」と書きました。私たちが本質として目指す看護のゴールです。そしてそのゴールで終点ではなくて、未来に向けてさらにこだわる看護、焦点を強化して生成し続ける、展開していくということで、「**未来に向けて展開**」と書いてください。

つまり、無意識だった記憶をたどって知を想起し、それを内省してフォーカスし、今、私が大切にしている看護を明確化して未来に向けてさらに私の強みの看護として育てていくぞという過去から現在、そして未来へとつながるプロセスがこの1枚のワークシートに入っているのです（文脈）。ここまで膨らませるには個人では限界があるので、仲間との語り合い、ナラティブが重要になります。実はこのナラティブこそが、暗黙知の部分が多い看護の知を広げて深めてくれるのです。暗黙知は文脈になったときにその意味が見えてくるのです。

図 1-13 は、以上を踏まえて、認識の三段階を概念化シートの連動を図示したものです。

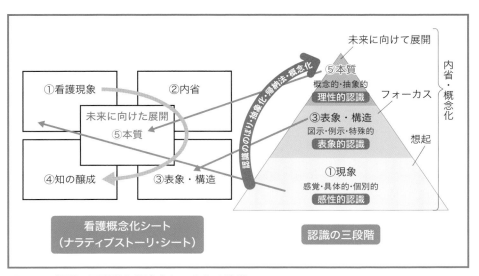

図 1-13　認識の三段階と概念化シートとの連動

Work ③ さらなるナラティブで知を広げ深める

　忘れられない患者さんのストーリーを書いて、それから仲間に語り、初めて出会ったメンバーなのにチームとして自然に話し合いが盛り上がっていました。最初は順番に語って、全員が語り終わったあともさらに知が広がっていました。何が広がっていたのでしょうか？　ストーリーを語ったあと、どんなことが話題になったか記憶していますか？　実は看護の知が広がっていたんです。それはいったい何についてだったのでしょうか。いったい我がグループは各自のストーリーが終わったあとに何を話していたのだろう？　ということを、次ページ図1-14ワークショップ記録用紙の「A．グループで話題になったこと」にまず一人ひとり個人で書いてください。1つでも2つでもいいです。

　個人で書いたら、もう一度はじめのグループになってください。さきほど書いた「グループで話題になったこと」についてまず各自が語ってください。次に「ナラティブからその後広がった知」について、感じたこと、考えたことをグループで共有して、さらに知を広げてみてください。

　知は飛び交っているのですが、感度が高くないと見えません。知が見えた人は、知の引き出し役として相手に「ねえねえ、それって何なの？」「もう少し私に教えて」とあえて投げかけてみてもいいですね。でも、飛び交っている看護の知は瞬時なので、そのときにわからなかったら消えていくだけです。かかわる人（ファシリテーター）が感度を上げなければそこで終わりです。暗黙知であり、その場で知の生産が起きていても、またすぐ消えていく。広がりも深まりもあったのに文字にしなければ知としての痕跡も残りません。暗黙知のままです。

話し合っている事柄に名前をつける

　今グループで夢中で話していたと思いますが、話している具体的なこと、飛び交っている言葉は認識の三段階の三角形の1段目現象レベルですね。大事なことを話し合っていたとしても、一つひとつ具体的な話のなかではつかみにくいですね。看護の大事な局面を話しているのだということが共通認識できると、三角形の上にのぼることができます。そのときは

ワークショップ記録用紙—"チームの知"

_____ グループ　　　氏名 _____　　　月　　　日

ワークショップ名 _____

【A．グループで話題になったこと】

1. テーマ：【　　　　　　　　　　　　　　　　　　　　　　　　　　　】

2. テーマ：【　　　　　　　　　　　　　　　　　　　　　　　　　　　】

3. つまりチームでは【　　　　　　　　　　　　　】について "知の広がりと深まり" があった。

【B．"チームの知" についての振り返り　ナラティブから、広がった知（A）について感じたこと、考えたこと】

1. 【　　　　　　　　　　　　　　　　　　　　　　　　　　　　　　　】

2. 【　　　　　　　　　　　　　　　　　　　　　　　　　　　　　　　】

☆振り返りで感じたキーワード、3つ書いて下さい。　　①
②　　　　　　　　　　　　　　　　③

図 1-14　ワークショップ記録用紙 ⬇

言葉にしないとグループ内で共通認識にならないのです。今、看護の何について グループで話し合っていましたか？　そのことについて名前をつけてみてください。話していることに「名前」がつけば（言語化）その知を広げ深まるように伝えることができますが、大事な知であることに気がつく人がいなければ話し合っていることを言語化できず、ただの雑談で終わってしまいます。実はそれはダイヤモンドの原石だったとしてもです。

　ここで大事なのがメタ認知です。メタ認知とは自分が話している様子や内容を、もう1人の自分が客観的に見て認知している状態です。メタと

いうのは「より高次の」という意味だそうです。

　リフレクションとは「何でこんなふうになったんだろう?」と、私が私に問いを出していきますよね。問いを出すということは、いい看護をするために考えている、探求しているということなのです。それをもう1人の自分が客観的に見ている。リフレクションは、「ここまでやりたい、目指したい」と思っている人が、問いを自分に出すということです。そして「こんなすごいことを話しているな」と気づいた人が、それを大事と気づかずに話している人に「ねえねえ、もう少しそこのところ聞かせてくれる?」と声かけをすることにより、相手の考えを引き出し再考するきっかけをつくることなのです。内省・リフレクションは概念化(認識の、のぼり)を促進させます。「それは何のこと?」と意図的に問い返す、聞くことができるのはその知に気づいている人です。看護の知が広がるということは、その実践共同体のなかで、知の相互作用、インタラクションを起こすためのナラティブアプローチ、すなわちしっかり聞いて反応を相手に返し合っているということです。自分の認識を自分で認知して深く振り返るということ、これはメタ認識力(高次な認知能力)につながり、リフレクションの質を高めることになります。

　グループで話し合ったことを先の用紙の「B. "チームの知" についての振り返り」に記入しておきましょう。

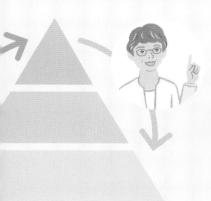

自身の看護の関心領域を
明確化・
フォーカスする

ベナーの実践領域と照らし合わせてみよう

　ここまでで皆さんは忘れられない患者さんの記憶を書いて、仲間と語ることによって、10年、20年も前の患者さんを通して、その記憶のなかに物語の知が潜んでいるということが少し見えたかと思います。ここからはそれを皆さん自身の「実践論」として、皆さん自身がこれからも語っていけるようにしていきたいと思います。看護現場学は私が自分の経験から生み出したある意味私の勝手な理論です。いわば私が考える私の「実践論」です。理論は、すでにある理論を使うという方法と、現場で働く私たちが実践を通して理論構築していく方法があります。実践者である私たち自身も理論の土台をつくっているのです。

　ここからは概念化シートの③にあたる「私のこだわる看護の領域」についてはっきりさせていくためにベナーの実践領域を参考にして見ていきたいと思います（図1-15）。P. ベナーは卓越した看護実践について研究するにあたり、徹底して日常の看護のなかに存在する実践知識の語りと記述を通して理論を生成していく研究をしていきました[16]。そしてエキスパートナースに参加観察やインタビューをして、看護の実践領域を質的帰納的研究により9つ抽出しています[17]。いろいろな命名、分類の仕方がありますが、今回はベナーの分類を使ってみます。これを用いるのは、皆さんの患者さんの事例をベナーの実践領域と照らし合わせることで、「ああ、そうか、私が記述したことをこのように言うことができるのだ」と、看護の知をさらに見える化することが目的です。すでにある理論との照合ですから、この場合は演繹的方法を用いていることになります。

　概念化シートの③「私がこだわる看護の領域とは？」と、真ん中の5つ目の

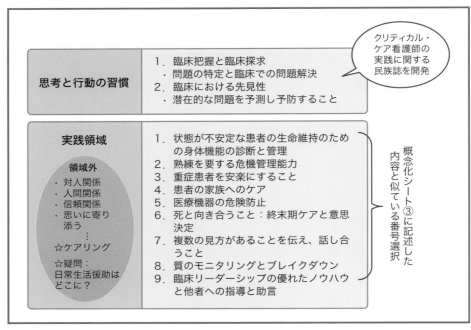

図 1-15　ベナーの実践領域まとめ [8, 17]　　　　　　　　　　（文献 17 を元に著者作成）

　四角に書かれた「いま、私が大切にしている看護」を見てください。皆さんが
シートに書いたこの2つは似たような言葉の記述になっていませんか？　どち
らを見ていただいてもいいです。今から私がベナーの領域分類を1つずつ読み
上げていきますので、自分が書いたものと内容が近いなと思ったら手をあげて
ください。1つだけでなくいくつ手をあげていただいてもいいです。たぶん
1つではないと思いますので。これは正解ということではないので、「これに
あたるかな、近いかな？」という感覚で考えていただければと思います。

　それではまず、実践領域の1.「状態が不安定な患者の生命維持のための身
体機能の診断と管理」。訳文なので表現が回りくどいですが、モニタリングと
観察が重要ということですね。似ているなと思う方、手をあげてください。
1人手があがりました。では、Aさん、あなたがシートの③に書いた言葉を話
してみてください。

塾生とのディスカッション

〔領域1　状態が不安定な患者の生命維持のための身体機能の診断と管理〕　　　　**● 参加者 A**
2つ、①患者さんにほめてもらったことと、②血圧が測れなくて指導者に叱られたことがあって。そのとき患者さんを観察するっていうことの大切さに気づいたのですが、どうしてもその2つが別々で。

陣田

指導者に何か叱られたことが、忘れられないのですね。それでは①に記述したあなたの忘れられない患者さんの事例をまず話してみてください。

● 参加者 A

看護学生のときのことですが、病気の精査で入っていた患者さんで、血圧が測れない状態。やっと測ったときの血圧が70で、それを師長に報告に行ったら「あなたは患者さんを殺す気ですか?」と言われました。その患者さんとの出会いですが、指導者に紹介してもらったときに白いかっぽう着を着ていて、ベッドサイドの椅子にずっと座っていました。日常生活は自立されている方だったので、私は何もすることがなかったので、ずっと話ばかりしていました。ずっと患者さんのそばにいた学生だったんです。そのことで患者さんとうまくいっているという印象が私のなかにあったのですが、師長に叱られて、患者さんにたいへん申し訳ないことをしたというのがずっとひっかかっていたんです。その患者さんは手術をして元気になって退院したということは聞いていたんです。1年後にその患者さんとデパートの前で偶然会ったのです。そうしたら患者さんにお礼を言われたんです。そのお礼もひっかかっていて。だって師長に叱られたのに、どうして患者さんはお礼を言ってくれたのかな、とその2つの相反することが自分のなかで、まだよくわからないのです。

陣田

血圧測定ということであれば、70 というこの状態では早く報告して必要な処置をしなければ状態が悪くなるでしょうと師長は当然問題にしますよね。でも患者さんはご自身のその状態がわからなかったとしたら、いつもそばにいて話を聞いてくれた学生さんに対するそういう反応もあり得ますよね。たしかに患者さんの状態の観察が関係していますね。

他の方もシートに記入した自分の事例が 1 の領域に似ているなと思った人は、領域の番号の所に丸かマーカーをつけてください。

陣田

では次に、領域 2.「熟練を要する危機管理能力」。これに該当する方は……いないでしょうか。では領域 3 番目。「重症患者を安楽にすること」。ここに重症とありますけど、重症じゃなくても患者さんの安楽、痛みや不安とか安楽への援助。自分の書いたものがこれと似ている人、手をあげてみてください。何て書きましたか？

〔領域 3　重症患者を安楽にすること〕
患者さんに直接触れて、その苦痛をケアすることの大切さです。

参加者 B

陣田

安楽に関することですよね。苦痛の軽減というところですね。その前の手をあげた方は？

ターミナル期にある患者さんを支える、安楽にしたいという思い。

参加者 C

陣田　ターミナル期であった患者さんの苦痛を、もう少し楽にできないかなということですね。5、6人以上、安楽の領域について手があがりましたね。あなたは何と書きましたか？

参加者D　看護行為・医療行為に少し不安を抱いている患者さんにきちんと説明をして、不安を軽減したということで。重症ではないんですけど。

陣田　はい、ありがとうございます。説明を加えて不安への軽減ができたということですね。次は領域の4番目「患者の家族へのケア」、これは家族看護とか家族へのケアに関連するものですね。はい、手をあげてください。多数手が上がっていますね。あなたは何と書きましたか？

参加者E　〔領域4　患者の家族へのケア〕
家族の気持ちを尊重した看護。

陣田　そうですか。事例はどんな内容ですか？

参加者E　ターミナル期の患者さんが間もなく亡くなる、その家族。家族が一生懸命ケアしていたのですが、臨終の場面に、家族が家にいったん戻って、亡くなるときに間に合わなかったんです。すごくご主人が悔やんでいたんです。今まで一生懸命やってきたのに最後をみてあげられなかったって。そのことを私自身もすごく悔やんでいるのです。

陣田

最後の場面を一緒に過ごさせてあげたかった、と今でも後悔としてそれが記憶に残っているということですね。それでは手をあげているあなたは何と表現しましたか？

参加者 F

家族の絆とか小児看護。

陣田

小児の事例なのですね。どのような内容ですか？

参加者 F

新生児病棟で働いていて、未熟児のお子さんなんですけど、その子は自発呼吸ができなくて、呼吸器をつけていて。ようやく呼吸器が外れたんですけど、呼吸を止めてしまうことが続いてなかなか酸素から離脱できなくて。身体的には3kgくらいで退院はできそうだったのですが、ときどき呼吸を止めるので退院のOKが出なかったのです。家族の家が、遠いこともあってあまり面会に来ていなかった。自分は1年目で事例研究をまとめないといけなかったので、その患者さんのことを書きました。お母さんの顔がすごく暗かったりとか、子どもへの接し方が愛情があるのかどうか疑問に思うところがあったのですが、先輩たちに聞いてみると、「それは大丈夫だよ」と言うんですよね。何で大丈夫なのかなって私にはわからなかったのです。退院が近くなったときお母さんをもう一度見てみると、抱き方も大丈夫だし、接し方も問題なくて家に帰った。でも、1回外来に来たあとに亡くなってしまったんですよね。家で急に呼吸が止まってしまってみたいで。お母さんから電話がかかってきて、「亡くなったんです。一生懸命みていただいてありがとうございました」って言っていただき、それが心に残っています。家族の面会が少ないということとか、そのときの表情だけではなく、もっと家族になっていくプロセスと全体を見ながらやっていかなければいけないと感じました。

陣田

長い経過や多くの現象のなかの一つひとつにとらわれると
その後の変化や全体が見えにくくなるということですね。
看護の知が見えにくいのがわかりますよね。プロセス、文
脈をとらえるということにもつながりますね。
それでは次は5番です。「医療機器の危険防止」。クリティ
カル場面の事例場面とかないでしょうか。これはあまり手
が上がらないですね。では領域6の「死と向き合うこと：
終末期ケアと意思決定」、意思決定支援ですね。この領域
は該当する方が多いのではないでしょうか。6～7人いま
すね。はい、あなたはシートに何と書きましたか？

参加者G

〔領域6　死と向き合うこと：終末期ケアと意思決定〕
一期一会、その瞬間です。その言葉がずっと残っていて。
その一瞬でも最大限できること、最善をつくすことにこだ
わっている。

陣田

その言葉を概念化したシートの①に書いた事例を話して
みてください。

参加者G

緩和ケア病棟で個室に入院していた女性で卵巣癌のターミ
ナルの方です。腹水がたまっていて、輸血と腹水を抜くこ
とをくり返していた患者さん。プライマリで受け持ちをし
ていたんですが、緩和ケア病棟で受け持った最初の患者さ
んだったのでかなり印象に残っているということもありま
す。夜勤に入るときに、患者さんが「あなたが病棟に入っ
てきた瞬間、空気が変わったのがわかるのよ」と言われた
のです。「だから待っていたわ」「声もしないけど来るのが
わかったの」「私待っていたのね、不思議だわ」という患
者さんの言葉がずっと私のなかに残っています。

陣田

卵巣癌のターミナルの患者さんからそのような言葉をいただいたのですね。すごいですね。ここの領域、ターミナルの患者さんのその瞬間瞬間を大事にした、ということですね。まさにベナーの領域の6の「死と向き合うこと」、と考えてもいいですね。その患者さんを大事に看護してきたことが、よくわかりますね。
では、領域7番の「複数の見方があることを伝え、話し合うこと」は、どなたか該当している方いますか？

参加者H

〔領域7　複数の見方があることを伝え、話し合うこと〕
病気をもって生きていく患者さんに、自分がやっている病気の治療意味を肯定的にとらえなおす援助と書きました。

陣田

事例はどのような内容ですか？

参加者H

2型糖尿病の男性で、毎月外来に受診に来ていました。診察介助についている外来の看護師から聞いたのですが、診察の際に主治医からもっとこうしたらと指導されて、終わるときにその方が、「もうこれ以上、できませんから」と感情的な態度を示されて帰られたと聞いた方です。その次の外来のときに、その患者さんの情報を聞いていたので医師の診察の前に私が面談をして、病気発症時から今までどのようにやってこられたかを聞いて、いくつかお話をしました。そうしたらその後診察室に入っていくときに、いつもは暗い表情で入っていくのが、面談の後の診察のときは明るく入っていって、普通に診察を終えて帰っていったのです。

陣田

医師との面談では患者さんが怒って帰ってしまったのにあなたがその情報の重要性を認識してしっかり向き合って聞いたら、患者さんの態度や様子が以前と全然違っていた、ということですね。医師のとらえ方と看護師のとらえ方と複数の見方、関わり方のなかで変わっていったということですね。医師とナース、職種による患者さんへの関わり方の違いも見えてきますね。

陣田

8番、「質のモニタリングとブレイクダウン」。この領域はいますか？　ブレイクダウンは障害ということですけど、これはどうでしょう？　該当の方はないですね。

陣田

はい、これでベナーの領域分類を元に自分が書いたものがどの領域に似ているか照合して手をあげていただきました。全国の研修でも同じように手をあげて領域を確認するのですが、手があがるのが多い領域は1、3、4、6の領域で共通しています。7、8、9の領域は少ないです。では、今まで1回も手をあげていない人、どうもこの領域分類がぴったりしないという方、手をあげてみてください。ご自身の書いた内容を言ってみてください。

参加者I

どこに入るのかがわからなくて。患者さんの思いに添える看護ができたのかなっていう自分の問いだったんです。それはこの領域には見つけられなかったのです。

陣田

ではもう1人の方、どうぞ。

何をしたらこの患者さんに満足していただけるのか？　どうしたら楽になるだろうか？

参加者J

陣田

「安楽」だと3の安楽の領域につながりそうですが、ここで手はあげられなかったのですね。3の領域になりそうだなというのはありますか？　患者さんがどうしたら楽になるんだろう。あるいは思いに寄り添うとか、信頼関係とか。

思いに寄り添う……、ですかね。

参加者J

陣田

あまりぴったりしなかったら、領域を自分でつくってもいいのですよ。ベナーの領域分類は、今回これを参照してみましょうと借りているだけで、正解でも何でもないですから。看護といっても広いですから、フォーカスはどこあたりだろうということを見るために、研究結果から領域分類をしているのでベナーの実践領域を使っただけですので。1つも領域がぴったりしなかった方どうぞ。

参加者J

アルコール性肝硬変のターミナルの患者さんで、亡くなりました。肝不全で、患者さんが看護師に暴言を吐いたりとか、点滴スタンドを倒したりとか、ルートを引きちぎってしまったりとかがありました。何とか少しでもよい状況になって最後に臨んでいただきたいというか、そういうプロセスを共に歩んでいきたいなと思って患者さんのところに話にいったのです。そうしたらなぜアルコール性肝炎になったかを話してくださって。40年前に舌がんになったときに自分の人生は終わったと思ったと話されました。舌を3分の2切っているので構音障害があったのですが、

でも家族がいるから仕事をしなきゃいけない。そういう自分を支えるためにはアルコールをいっぱい飲まなければやっていられなかったという話をしてくださって。そのときに「だからこんな肝不全になったから、自分が悪いんだよね」とおっしゃったので、「そうじゃなくて、アルコールがあったからこそ、今までこうやって生きてこられたんじゃないじゃないでしょうか」と話したのです。そういった事例だったので、いくつか領域があてはまると思うのですが、どこかなと思いながら聞いていました。

陣田

このベナーの実践領域の照らし合わせをすると、全国のこの研修で圧倒的に多くの方が、「この領域のなかに自分の事例はぴったりするものが入っていない」と言われるのです。先の図1-15（p.52）に「領域外」とこれは私が勝手に書いたのですが、対人関係や信頼関係なのです。この対人関係・人間関係というのは実践領域というよりは実践の基盤になるものですよね。だからあえて領域としてはあがってこなかったのではないかと思っています。このベナーの分類のなかにあてはまるものがないなと思ったら、自分の考えた表現をここにつけ足して自分で作ってもらってかまいません。

　また、図1-15に「疑問」とあります。これも私が勝手に書いたのですが、この分類には「日常生活の援助」が一切ないんですよね。これについてはある方が、ベナーは経験としてクリティカル領域が長かった。だからインタビューもクリティカル領域の事例が多い。内科系が少ないので、日常生活の援助はあがってこなかったのではないのかと言っていました。それは正確にはベナーに聞いてみないとわからないのですが。ただ、これまでの研修での事例では、患者さんの「食べること」と「排泄」に関することは出てくるのです。なのでこの領域のなかに、私としては日常生活援助みたいなものを入れたい気がします。

自分のストーリーにテーマをつけよう

　さて、ベナーの実践領域を使って、何となくこの領域に近いなということを感じてもらいました。照らし合わせたことで、こだわっていた看護についてさらにもう少し領域としてはっきりしてきた人、手をあげてください。はい、ありがとうございます。見え始めていますね。では、次に少し見えてきた領域をこれからどうしていったらよいのか、というステップにいきます。

　最初の概念化ワークシートを見てください（p.33・図 1-11）。シートの上側に「月日」と書いてありますよね。月日は今日の月日を入れてください。そして「テーマ」とありますが、皆さんが、患者さんの記述したストーリーを思い出して、書いて、話したそのストーリーに自分でテーマをつくってください。いきなりテーマといわれても難しいかと思いますので、さきほどのベナーの実践領域で、自分の事例に似ている領域に丸やマーカーをしてもらったと思いますが、この言葉をキーワードとしてテーマのなかに入れるとつくりやすいと思います。たとえば実践領域の 1. にマークをしたなら、テーマのなかに「観察」という言葉を入れるなどです。4. にマークした人は「家族ケア」「家族看護」などの言葉をテーマに挿入するとつくりやすいと思います。

　テーマはあまり長くしないで1、2行がいいですね。テーマは簡潔にわかり易く要約するので認識をのぼって抽象度は高くなります。認識の現象レベルから本質レベルまで抽象度を高くして、短く（要約）表現すると一般化され個別性のないものになってしまうので、この患者さんの事例、という少し個別な表現を入れてさらに抽象的に表現してみる。難しいのですが……。あるいはテーマを、タイトルとサブタイトルのかたちにしてサブタイトルで個別な状況がわかる表現を入れる、ということでもよいです。たとえば私は「筋萎縮症側索硬化症患者と家族のライフヒストリー」を、ある論文のテーマにしました。

　それでは関心領域とテーマが付けられましたから、このあと、これを自分の実践論としてさらに明確にしていきます。

これからの行動表明をする

　次に「私の看護実践論ワークシート」（図 1-16）を書きましょう。今まで、仲間にストーリーを語り聞いてもらいました。仲間の語りも聞いて反応を伝えてきました。仲間からの反応があったからこそ知の相互作用によって見えな

私の看護実践論―これからも考え続けていくために

氏名 _____

1. 忘れられない患者さん、から学んだ看護の知、の領域は

【　　　　　　　　　　　　　　　　　　　　　　　　　　　　　　　】

2. ストーリーのテーマは

3. これから私は、この患者さんから学んだ

【　　　　　　　　　　　　　　　】という看護の知について

私の、こだわる看護、強みの看護として

【　　　　　　　　　　　　　　　】を続けていきたいと思います（行動化）

図 1-16　私の看護実践論ワークシート

かったものが引き出されて見えるようになり、テーマもはっきりしてきました。次は物語を聞いていただいたグループの仲間に、このワークシートに記述して明確になった「私の看護の知」を話してください。このワークシートのなかに、領域と、今自分で考えたテーマを書き入れます。そしてそれを続けていくための行動を表明してください。

　たとえば家族ケアだとすると、行動表明としては、「これから私は、この患者さんから学んだ家族ケアという看護の知について、私のこだわる看護、強みの看護として、スタッフに家族ケアのアドバイスを仕事を通して、より意識的に続けていきたいと思います」といったようになります。では、ナラティブのときのグループになって、それぞれの領域やテーマ、行動表明を仲間に話してください。それではどうぞ。

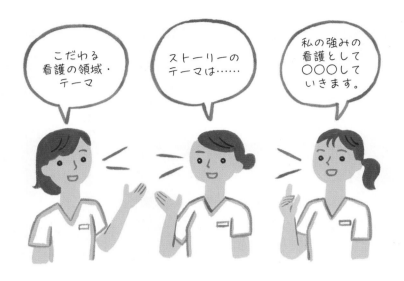

　今グループで仲間に見えてきた領域とテーマそして行動表明をしました。そのあと皆さんまた活発に話していました。それはまた伝え合いのなかで看護の知が広がったのです。深まったのです。そのグループ会話について、自分がそのときに何を言っていたか、5分で簡単に書いてみてください。これはリフレクションです。このように、仲間とコミュニケーションをして、そこで何を話していたのか、そのことに自分で意識して言葉にしていくという感度をあげていけば、今、仲間と飛び交っている言葉が、実はどんな知が飛び交っているのか、それはどんな内容だったのか知が見えてきます。

　さらにもう一度前のグループになって、自分たちはどういうことを話題にしていたのか、私たちのチームは看護のどのような領域や本質について検討していたのかということを確認してみてください。これは認識の段階の2段階（表象・構造）〜3段階の本質が見える人ではないとわからないので言語化できないのです。わかった方、見えた皆さんが自部署のなかでファシリテーターとしてフィードバックできるのです。そして相手の知、仲間の知を広げて深めていくというインタラクションが部署内やチームで起こる、これが看護の知の相互作用です。

現象から構造へ抽象化する

　終わりのない知の宇宙に入り込んでしまいました（笑）。今日ワークしているこのような仲間と毎日働いていたら楽しいですね。知の探求がどこまで広がり深まって行くかワークしていただきましたが、皆さん白熱していて素晴らしいです。ただ、現象レベルでぐるぐる回っているときもありますね。認識をのぼ

るためには「一言で言うと」、というきっかけ言葉がポイントです。ベナーの実践領域の表現もあまり長くないですよね。つまりそれは一言で行ったらどういうこと？　と、長い言葉を短く要約して表現してみる。これが現象から構造へ、さらに本質へと抽象化していく、つまり看護実践の概念化なのです。

こだわってきたことを「私の強み」にする

「業務のくり返し」から脱出する「実践知」

さきほど皆さんに「私の看護実践論ワークシート」に意思表明を書いてもらいました。そこに「私の、こだわる看護、強みの看護として」という言葉がありましたね。自分で自覚せずに無意識にこだわってきたことがあったのです。それを今回意識したのです。次は意識的に「私の強み」にするというのが、看護現場学の方法です。

もともと看護をするうえで、あれもこれも自信をもってやっていくことは難しいことです。けれど1つも自信がない人がこれからやっていくのも難しいですよね。だから1つでも自分のなかで、自信をもって、強みとして意識したことを学び続けるぞ、その看護の知を自分で育てるぞという領域やテーマが見つかったら、そこを意識して学習することができます。すると新たな実践、つまり再実践、今までの私とはちょっと質的に違うぞという実践になります。

その再実践を導くには、再認識が必要です。言葉にしたりリフレクションしたりして「ああ、こういうことだったんだ」と再認識することが、再実践につながります。「ターミナルの患者さんって何年も看護してきたけど、この患者さんはこういうことだったのだ」という新たな発見が必ずあるはずです。実践が新たな認識に導かれた「再実践」となると、ちょっぴり違ってくるはずです。この「再」がないと、何年やっても「業務のくり返し」になるのです。

ジェネラリストこそ意識的に「強み」をもとう

これから先もさまざまなことが起きて看護の厳しい状況は変わらないでしょう。看護師は一生懸命仕事を続けるけれど、やっていることを概念化しないと、ただ長く動いているだけと思いがちです。1つでもいいからあなたが大事

にしてきて忘れなかった、こだわっていたことを、今度はしっかり自覚的にこだわって、それを自分の強みにして未来につなげてほしいのです。私は陣田塾を通してこれを強く言いたいのです。ちょっぴりでいいから自信をもってほしい。それだけのことをしているのです。

　全国で講義をしていると、たとえば看護管理者課程のセカンドレベルには、師長、時に部長クラスの人が受講にきます。私が「皆さんが今まで頑張ってやってきたから、組織は師長、部長という称号を皆さんに与えたのです。組織は皆さんの看護をとても認めているんですね」と言うと、皆さん首をかしげます。さらに「組織が認めた皆さんですから、自信のある看護ってあるのではないですか？　何でもいいですから自分の得意な看護がある方は手をあげてください」とたずねると、ほとんど手はあがりません。師長、部長でも。「何か強みがあるはずですよ」「自称でいいですから」と催促して、催促してやっと3〜5人、手があがる程度です。

　そのなかにはだいたい認定看護師と専門看護師が1人、2人参加しています。認定看護師・専門看護師というのはジェネラルな看護のなかで、領域を選んで「その領域の道を進んでよい」とフォーカスを認められたスペシャリストです。だからそのことに関して達人になっていくのはある意味あたり前です。認定看護師・専門看護師以外はジェネラリストと言われます。ジェネラリストは外科を経験したら、次に異動で内科に行く、オペ室に移動ですといってほかの領域に行くことも多いと思います。これからの超高齢化で慢性疾患の時代のなかでは、そのジェネラリストが社会資源として幅広い活動を期待されています。認定看護師と専門看護師が力を発揮できるのは、ジェネラルの基盤の上に専門の領域があるからです。

　社会の共通な財産、社会資源と言えるジェネラリストが、あれもこれもやったけど1つも自分で自信のもてる強みがなかったというのでは悲しいです。そしてそんなことはないはずです。認定看護師・専門看護師にならなくても、多くの部署で看護を続けてきたけれど、そのなかでも私の強み・こだわりは「ターミナルケア」だ、「家族看護だ」とフォーカスすることが大事なのです。そして「家族看護のことは私こだわっている」「○○のことは、ちょっとこだわって勉強もしているわよ、私」とお互いに看護の知を活用し合えばいいのです。これがチームにおける、看護という知の共有と活用・交換です。

看護の知を広げて深めて、育てていく

　さて、ここまでで看護の知の特徴がだいぶ見えてきたかと思います。経験学習は、思い出して、考えて、文字にして、仲間に語って、そのなかでまた新たな知が見えてきたらそれを「追記」し生成していきます。自分のなかで引き出しながら育てていくのです。最初に概念化シートに書いた数行のままで終わったら、そこで止まってしまいます。皆さん、ナラティブのとき、忘れられない場面はワークシートに書いた文字の3倍も4倍も語っていましたね。今から忘れないうちに話したことをワークシートに追記してください。ほかの四角も追記できればしてみてください。その際のポイントは、最初は通常黒色で書いていますね？　次に追記するときはその色を変えてください。最初に書いたものと、語ってグループで学んで知が広がったあとのもの、ということで二色になるようにします。最初のままだったら黒一色のままですが、ここまでの学びを経て知が二色に広がったということがあとでもわかるようにします。その後は追記するたびごとに色を変えて、知を三色、四色と広げてさらに深めていきます。

「私の看護観」を明確にして「私の実践論」へと進化・発展させていけるリーダーになる

　ここで図1-17を見てください。①看護観、②看護論、③看護理論と書いてあります。私たちは実践者であって理論家になるわけではないので、ここでは

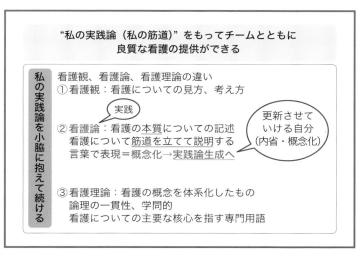

図1-17　　看護論とは

③理論は活用できればいいのです。①の看護観は、もちろん皆さんたちはもっているでしょうし、新人でも看護学生でも「看護ってこういうものかな」というのはありますね。でも皆さんはリーダーで後輩を育てている立場ですから、看護観は当然ですが、そこで止まらないで②の看護論に進んでほしいのです。「論」、つまり筋道をもってほしいのです。これが「私の実践論」になっていきます。

　「看護実践論」にするためには以下の実践が必要です。①看護の本質について記述します。「いま、私が大切にしている看護」が、皆さんの概念化シートの真ん中に書いてあります。これが「本質」になります。さらに実践論になるためには看護について、筋道立てて説明する必要があります。私はこういう経験があって、そこから看護についてこのように考えた。だから私は看護とはこう思うと、ワークを通して、シートに沿って書きました。これは帰納法の筋道で、概念化し言語化してきました。②このワークシートは順番通りに書いていけば帰納法の筋道をたどることになるのです。そして「実践論」になるための３つの要件もクリアしています。看護実践の学びを帰納法という筋道で組み立てて（認識ののぼり）、これから看護を続けていくうえで、自分の指針になる看護論、即ち実践論をもつことができるのです。プロフェッショナルとしてぜひ行動を導く「私の実践論」をもってほしいと思います。陣田塾は、実践論につながる手がかりを探索して経験を概念化して帰納的に再構築していくプロセスです。話をさらに進めていきます。

看護実践の概念化ワークの進め方
看護概念化法—ストーリー法

本文で紹介した Work ① の進め方を以下にまとめます。これは看護実践の概念化法の中の一番基本になるストーリー法です。

▶1 段階目（記憶の想起）

　個人で記述する：個人リフレクション（1〜20 分）概念化シート（ダウンロード資料）使用

　①「いちばん忘れられない患者さんとそのできごと」を思い出す

　②なぜその患者さんについて忘れられないのか自問自答する

　③忘れられないのは、そこに強い関心や気がかりをもっていたからだと考え、その患者さんに関する何について、またどのような看護について関心や気がかりがあったのか思い出しながら考え記述する

　④①〜③と考えてきたなかで、浮かんできたこと等を自由に書ける範囲で書く

　⑤①〜④を行き来しながら、最後に「現在の自己の看護について」「大切にしている看護は何か」を考え記述する

▶2 段階目（チーム内での相互交流）

　仲間と語り合う：チームリフレクション（30〜40 分、〜60 分）

　①各自のストーリーをグループ内で 1 人ずつ "ナラティブ" する

　②全グループのナラティブが終了するまで続ける

▶3 段階目（実践共同体での相互交流）

　全体で看護の知の広がりと深まりについて実感し、その意味について振り返る

　①個人での記述と、仲間と語り合う、2 つの方法の違いについて考える

　②仲間との知の相互作用が活発になると、書いたシートやこれまでのナラティブを超えた自然な相互交流が起きてくる

　③1 段階でシートに書いた以上のことを自然に話していたことに互いに気づく→知の広がりと深まりが起きていたことに気づく

　④書いていなかったが、自然とそれ以上のことを話していたことを自覚したらシートに色を変えて追記する→2 色になる（知の広がりが起き

たことが見てわかるようにする）

▶4段階目（看護の関心領域の明確化）

こだわる看護の領域：内容の明確化

①書き加えられたシートを読み返し①〜⑤までが文脈になってくると、
　何かにこだわっていた自分、あるいは大切にしていたことが見えてくる

②過去のできごとが、最後に「現在の私の大切にしている看護の価値」
　につながっていることが見えてくる

③①〜⑤をたどることが、認識の「事象・現象レベル」から「内省」を
　経て「表象・構造レベル」へと認識の段階をのぼっていることに気づく

④⑤は認識の3段階目の「本質レベル」であり「大切にしている看護」
　の言語化〜概念化に至るプロセスだったことを、認識の3段階とシー
　トを照らし合わせて自覚できるようにする

＊「いちばん忘れられない患者さん」が、10年も20年も前にかかわった
　人だったりすることは多い。ずいぶんと前のことを看護師は記憶してい
　る。その記憶をたどって「内省しながら」書いて、語っているうちにで
　きごとがつながり、文脈になったときに「看護の知」が見えてくる。

＊このプロセスは、基本的には D. A. コルブの「経験学習サイクル」と同
　じであるが、「忘れられない患者さんを通して書く」と「仲間と語り合
　う」を意識的に取り入れていること、「追記をして知の広がりと深まり
　を自覚できるようにすること」等が追加されている。

▶5段階目（関心領域を看護の強みに転換）

こだわる（関心の強い）看護を探求し続け、仕事を継続していく

最終的に「ナラティブストーリー」となって、看護を継続し、語り、書き
続けていく「こだわりの看護を探求し続ける生涯学習」につながっていく

その他にも、「今、できていること」「取り組んでみたいこと」や各チーム
単位で「私のセクションの大切にしている価値」をテーマにワークしてみる
とよいでしょう（ワークシート：p.180〜181 ダウンロード資料）

小池智子ほか編．"現任教育におけるキャリア開発─見えにくい看護の知の見え
る化の方法"．看護サービス管理．第5版．医学書院，2018，229-39．（文献18）

どうしても書けないときには……

　陣田塾では、書くこと、語ることで実践した看護の意味づけができ、一人ひとりの成長を促すという帰納法による経験学習の方法をマスターできることを目指しています。実践者にとって書くということには苦手意識があり、進めていくのはたいへんです。よく、自分の言葉で語ることはできても、文字にするとできない。どうしたらいいですか、と質問されます。

　書けないということを、そうマイナスにとらえる必要はないのです。でも、書きたいと思ったとき、本当にそれができるようになりたいのか、誰かに言われたから書かされているのか、それとも自分自身が書きたくなったのか、必要があると思っているのか、認識をまず整理することが大事です。

　忙しいなかで書くわけですから、書きたくなる状況がないと続けるのは難しいと思います。ノルマで書かなければいけないという状況で、本当に書けるでしょうか。書いてみたら意外と書けたという実感があって初めて、また書いてみようと思えるのだと思います。リーダーなんだから言語化できなければだめと言われて、それで書けるのだったら、とっくに書けて変わってますよね、私たち。

▶ 前よりも書けたらそれで OK

　「書くことができる」というのも、前にチャレンジしたときよりも書けたということで OK です。書いておもしろかった、こんな風にすると書けるのだという実感があるかどうかです。

　忘れられない患者さんのことを話すことはできても、文字にしたら書けなかった。でも、もう一度やり直して書いてみたとき、患者さんの言葉がもしかしたら患者さん自身の宣言でもあったのかな、と気づいた。そして、この患者さんはどんな意味で言ったのかを考えていったら、以前よりも見えてきた気がする。私はあのとき、患者さんに看護をしていたけれど、本当に自分が何を目指していたんだろう、でも考えても一般的な言葉しか出てこない。自分の言葉で書くようにと言われてもなかなか出てこない。

　「良質な看護の提供」という表現は、一般的な言葉ですね。それは教科書に出ているような言葉ですね。自分の考えを語るときには自分の言葉で、というのは、良質な看護、という言葉を、私らしい言葉にするとどうなるのかを考えてみるといいと思います。

認識の三段階の本質に近づくと、抽象的な言葉、一般的な言葉になります。陣田塾では、とらえた現象を徐々に抽象化していくという認識の訓練をしているので、自己の経験とつながった言葉で考えていってほしいと思います。

　感情をそぎ落として本質を見つけて、それをまた自分の言葉で表現するとき、どのようにうまく言葉にするかですが、患者さんの言葉がヒントになる人もいるのではないでしょうか。

　「あなたはいい看護師長さんですね」「あなたがいてくれて本当にうれしかった」という言葉が残っているとしたら、そこから考えを深めていく、象徴する言葉をサブタイトルで表現することも1つの方法です。そこから具体的にイメージできることも多いと思います。抽象化＋私の経験のなかのポイントを添える、そのような感じです。

▶本当に伝えたいことを探そう

　すぐにできるようになるのは難しいかもしれませんが、本当に伝えたいと思ったらそこがスタートです。「伝えたい」思いがあって「書く」ということでない限り、文字にしても伝わりません。そして、こうじゃない、ああでもないを何度かくり返して乗り越えないと、本当に書けるようにはなりません。

　本当に書きたい、伝えたいと思ったら、時間をかけていけば変わることができます。本を見ても人の力を借りてもだめ。一回は自分の経験からたどって、自分の言葉で書くということが重要です。

　私たちは知識がじゃまをすることもあります。論文は知識も必要ですが、今は、自分が患者さんから何を学んだのかを考えるわけですから、現象をしっかりとらえてシンプルに、いったい何をそのとき感じたのか、まずは自分の思いをたどって考え、書いていきます。

看護概念化の全体像　～知の広がりは、個人→チーム→組織→社会へ

ベナーの実践領域を参考にして

クリティカル・ケア看護師の実践に関する民族誌を開発

思考と行動の習慣	1. 臨床把握と臨床探求 2. 問題の特定と臨床での問題解決 3. 臨床における先見性 潜在的な問題を予測し予防する子とを開発
実践領域	1. 状態が不安定な患者の生命維持のための身体機能の診断と管理 2. 熟練を要する危機管理能力 3. 重症患者の家族へのケア 4. 患者の家族の危険防止 5. 医療機器の危険防止 6. 死と向き合うこと：終末期ケアと意思決定 7. 複数の見方や見方があること、話し合うこと 8. 質のモニタリングとブレイクダウン 9. 臨床リーダーシップの優れたノウハウと他者への指導と助言

領域外
・対人関係
・人間関係
・信頼関係
・思いに寄り添う
☆ケアリング
☆領域間
日常生活援助的はどこに？

※概念化シート③に記述した内容と似ている番号を選択した

4 気がかりの明確化→強みへ

認識の3段階 ―理論と実践の統合―

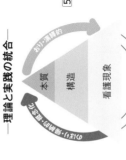

帰納と演繹的
本質／構造／看護現象
抽象化と具体の往復運動

5 看護現場学「私の実践論」が生成される

日常の実践によって生まれる看護エキスパートの知の生成

看護概念化シート

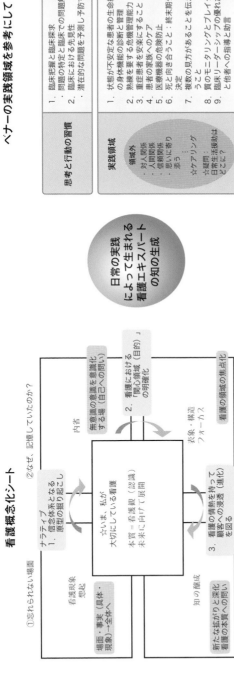

①忘れられない場面

②なぜ、記憶していたのか？

内省

ナラティブ
1. 信念体系となる原型型の掘り起こし

無意識の意識化する場（自己への問い）
2. 看護における「関心領域（目的）」の明確化

看護現象 想起

場面・全体へ
現象→事実（具体）

「空いま、私が大切にしている看護」
本質＝看護観（認識）
未来に向けて展開

表象・構造
フォーカス

看護の領域の焦点化

知の醸成

新たな拡がりと深化
看護の本質への問い

3. 看護の情熱を持って顧客への浸透を図る

看護観・管理観の明確化

3 私がこだわる看護の領域とは？

4 見えてきたことは？
これからもどのように考え続けていく？

1 体験の描写：個人の中での掘り起こし（忘れられない場面以降を記入）（▨＝描写のステージ）
2 語る・聞く・問く・問答の明確化（▬＝描写のプロセスと意味）
3 看護観・管理観の明確化（▬＝描写のプロセスと意味）

【引用・参考文献】

1) P・ベナーほか. 井上智子監訳. 看護ケアの臨床知—行動しつつ考えること. 医学書院, 2005, 812p
2) 渡辺富栄. IOMレポート『看護の未来：変化をリードし、医療を強化する』がアメリカの看護にもたらすもの. インターナショナルナーシングレビュー, 35 (4), 2012, 81-8.
3) 羽田康祐. 推論の技術. フォレスト出版, 2021, 44.
4) 陣田泰子. 看護現場への模索. 看護教育, 47 (7), 2006, 580.
5) 武谷三男. 弁証法の諸問題. 新装版. 勁草書房, 2012, 109-13.
6) 庄司和晃. 認識の三段階連関理論. 季節社, 2003.
7) M・M・レイニンガー. 近藤潤子ほか監訳. 太田喜久子ほか訳. 看護における質的研究. 医学書院. 1997, 126-7.
8) 陣田泰子. 看護現場学への招待：エキスパートは現場で育つ. 医学書院, 2006, 99-100.
9) 鶴見和子. 内発的発展論. 東京大学出版会, 1989, 280p.
10) P・ベナー. ベナー看護論 新訳版：初心者から達人へ. 井部俊子訳. 医学書院, 2005, 296p.
11) D・ショーン. 三輪建二ほか監訳. 省察的実践とは何か. 鳳書房, 2007, 2.
12) 薄井坦子. 科学的看護論第3版. 日本看護協会出版会, 1997.
13) 前掲9), 3-4.
14) 大串正樹. ナレージュネジメント：コミュニティ・オブプラクティス. 翔泳社, 2007, 12-13.
15) E・ウェンガーほか. 野村恭彦ほか訳. コミュニティ・オブ・プラクティス：ナレッジ社会の新たな知識形態の実践. 翔泳社, 2002.
16) 小林冨美栄ほか. 現代看護の探究者たち. 日本看護協会出版会. 2009, 312p
17) 前掲1).
18) 小池智子ほか編. 看護サービス管理 第5版. 医学書院. 2018, 237

"チームの知"の見える化

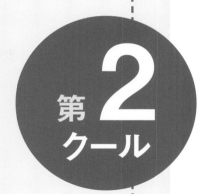

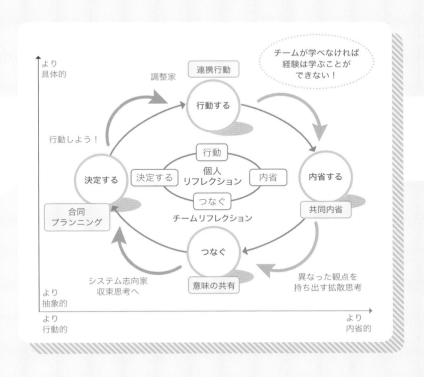

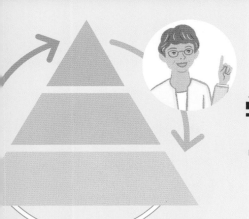

学び合う
チームになる！

個人からチームマネジメントへ

　ここからは第2クールです。第1クールでは、認識の三段階の説明と、それを使って「私のいちばん忘れられない患者さん」について思い出して、概念化シートに記述しました。

　認識の三段階と概念化の話は、少し難しかったでしょうか。これは、皆さんがリーダーや管理職として、スタッフの知のファシリテートをするときにとても重要になるのですが、スタッフが理解できるようにするにはいちばん難しいところでもあります。

　認識の三段階の三角形についてもう一度復習しましょう（**図2-1**）。認識には、のぼりの帰納法、おりの演繹法と、同じ認識の段階のなかで違う言葉で言い換えて説明する横ばいがありました。第1クールのワークも、そしてこれから第2クールで行うワークも、基本的にはのぼりを中心にしています。数回のワークですべてをマスターするのは難しいので、一度は本を読みながら試して足がかりをつくって、その後はぜひ職場で実際に使ってみてほしいと思います。

　第1クールでは、私という個人が関心をもっていることは何か、つらくてもこれまで看護の仕事を辞めずに頑張ってきた信念、スピリッツにつながる概念が導き出されてきました。第2クールでは、チームの知、チーム編です。チームとして、マネジメント、チームビルディングという観点で、概念化ワークを通して、考えを進めていきましょう。

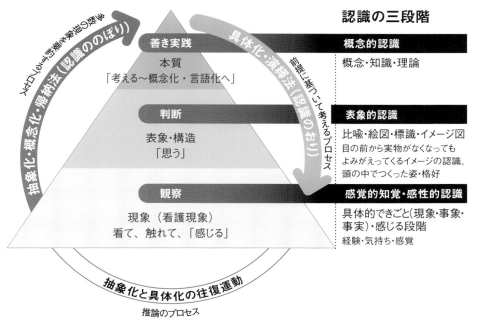

実践の質的変化とは、看護に対する理解（認識）の深まり（のぼり・おり、往復）

認識の三段階

善き実践	概念的認識
本質 「考える～概念化・言語化へ」	概念・知識・理論

判断	表象的認識
表象・構造 「思う」	比喩・絵図・標識・イメージ図 目の前から実物がなくなっても よみがえってくるイメージの認識、 頭の中でつくった姿・格好

観察	感覚的知覚・感性的認識
現象（看護現象） 看て、触れて、「感じる」	具体的できごと(現象・事象・ 事実)・感じる段階 経験・気持ち・感覚

抽象化・概念化・帰納法（認識ののぼり）

具体化・演繹法（認識のおり）

抽象化と具体化の往復運動

推論のプロセス

図 2-1　認識の三段階と看護
実践の質的変化とは、看護に対する理解（認識）の深まり（のぼり・おり・往還）
看護は、実践の科学。実践は、認識に導かれる。認識は抽象化と具体化によって深められ、意味づけられていく。

チームの認識と行動の一貫性を意識する

認識と行動の一貫性を図る

　陣田塾の目的2として、認識と行動の一貫性が大切だという話をしました。看護は実践の科学です。この実践というのは行動のことです。

　プロとして、私という看護師が行動しているということが知的活動になっているかが問われるわけです。

　看護の知は、頭のなかにあるので周りの人には見えませんが、知（認識）に導かれた実践活動であれば、認識と行動が一貫し、それは他者に行動を通して見えるようになります。

　看護師がベッドサイドでケアを行って、その結果、患者さんの痛みがなくなったり、気持ちよくなったり、という結果につながるためには、その現象を見つめ（情報をとらえる）、何が起きているのか分析し、この状況をよくする

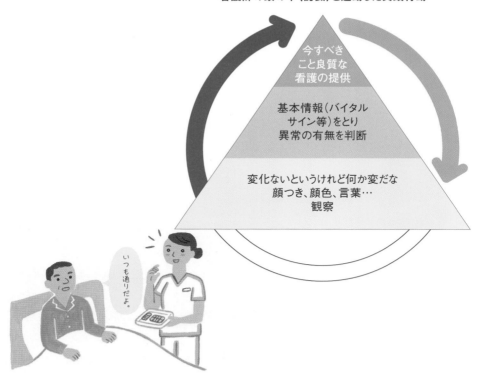

看護師の頭の中（認識）と連動した実践行動

今すべきこと良質な看護の提供

基本情報（バイタルサイン等）をとり異常の有無を判断

変化ないというけれど何か変だな顔つき、顔色、言葉…観察

いつも通りだよ。

ために今何をすべきか判断して看護（行動）しています。各種情報から患者さんの状況をとらえていても、その状況にふさわしい個別な看護の提供（行動）ができなければ期待する結果は導き出せないのです。私たちはかなり複雑な認識（思考）過程を経てしかも瞬時に結論を出して行動するという「認識と行動の一貫した専門的知的活動（認識ののぼり・おり）」をしているのです。

認識と行動の不一致から気づけること

　患者さんは、実は、「もっとこれをやってをもらいたいのだけど……」と思っていても、言葉にしなければそれは見えません。さらに大人なので、言葉では「ありがとうございました」、とお礼を言うかもしれません。看護師が、患者さんの言っていること（認識）と行動のその不一致をしっかり見ることができれば、「ありがとうって言ったけど、何かちょっと顔つきが変だったな」ということに気づいて、ではどうしたらいいか、と次の判断と行動につながります。そして、この認識ののぼり・おりと横ばいを通して、看護師が目指すゴールは外科領域でも内科でも、新人看護師でもベテランでもそれは共通で、良質な、

いまできるより良い看護です。考えながら行動し、行動しながら考え、より良質な看護の提供ができるようどこまでも探求し続けていく専門職なのです。

自分の言葉で「より良い看護」を語ろう

　今まで看護の本質とは、外科領域でも内科でも看護師として共通に目指すことは「より良い看護」「質の高い看護」と言ってきました。しかし、「良質な看護、より良い看護」というのは抽象的な言葉だと思いませんか。スタッフを育成していく人たちとして、皆さんには、テキストから借りてきた言葉ではなく、自らの経験から導き出した言葉でスタッフに説明して、その行動を見せていってほしいのです。

　現場は＜現象の海＞なので、時間も関係なく、急変や、緊急入院もあります。こんなにたえず動いている複雑系の現場で働く職業というのはあまりないのではないでしょうか。しかも生きる死ぬということは通常、人が日常的に仕事として味わうことではないことです。このような厳しい現場で何年も何十年も看護師を続けていて、リーダーやマネージャーになったのが皆さんです。これは、どういう意味だと思いますか。それは、周囲が皆さんのことを認めてくれたということです。看護師長になって、看護部長になって、教員になってリーダーとして後輩たちを育成し、現場を導いていってほしい、という周囲の人たちや組織としての願いを受けているということです。

無意識を「意識化」しよう

無意識にできている行動を意識して、言語化する

　長い間、看護師として働いている皆さんほどになると、無意識に行動できるようになっています。自然に体が動きます。でも新人看護師は、これまで看護学校や大学で学び、それから実習等で学んで間もないため、逆に、知識と実践（行動）がまだ一体になる前の分離している状況なので、自分の知識と行動を別々に考え言えるのです。ベテランになると、言えなくなってしまう。それでも行動はできているのです。長く経験していると、考えなくても認識を飛び越して瞬時に行動できるので、そのままにすると「行動だけの人」のように思っ

てしまいます。

　私たちは誰でも、最初は基礎教育で意識してまず必要な知識を備えてから、現場つまり実習に入っていきます。卒業後は新人、一人前、中堅、やがてベテラン看護師に成長します。そうして日々、看護を続けて自然に体が動くようになる。意識しなくてもできるようになり、認識と実践が一体化していく。この陣田塾では、むしろ経験豊かな皆さんにもう一度「実践を振り返り何をどう考えていたのか再認識して意識化する」ということに取り組んでもらうのです。これはD. ショーンの言う「Refrection on action」にあたります[1]。

認識と行動をつなげる

　第1クールの「忘れられない患者さん」のワークは、この「無意識だったことを意識すること。自覚的にすること」です。「今まで気づかなかったけど、私、実はしっかり考えて実践していた」「私は実は、こういうこだわりをずっともってたのだ」ということが、皆さんが書いたストーリーのなかに入っていたり、ストーリーのなかで徐々に明確になったりする、ということを体験していただきました。実際にこの陣田塾を通してこの場で実感した方が多くいます。過去に行動していたことを想起して再び実感して文字で書いたり、語ったりすることを通して、認識と行動がつながったということです。それは文脈になって意味が見えてきたということです。

認識と行動はバラバラになりやすい

　認識と行動はバラバラになりやすいです。看護とは○○です、管理って△△です、というのは理論的に言うことはできます。しかし、実際に働いてきた自らの経験に裏づけされた、「本当にこうなのよ」という言葉でなければ、借り物の理論はどこかで消えたり、説得力がなかったりして、相手の胸に届きにくいものです。

　それでは、看護について意識することができたら、その次はどこに行くのでしょうか。無意識にできていたことを意識化できたら、看護の実践領域の中のターミナルケアや家族看護という領域について、しっかりこだわっていたことがわかったら次は、「そのことを意識的に」実践していくということです。これこそが専門職の行う看護なのです。チームも同じです。チームとしてめざすゴールを合意形成して定め、「皆でここに向かおうよ」と深い相互作用をかわしていくことです。次はチームビルディングの話をしましょう。

チームのベクトルを合わせよう

価値を共有する仲間とは

皆さんはリーダーや管理職の方が多いですから、「私は大切にしている看護がある。スピリッツをもっている」と言える人たちですね。そして、皆さんと一緒に働く人も、同じようにスピリッツをもっている人たちです。スピリッツとは、マインド、とも言えます。思い、精神、価値ということもできます。では、チームとして方向を決めて看護を提供していくためにはどうしたらよいでしょうか。

「私はこれをする」「私はあれをする」となったらそれぞれバラバラに動くことになります。管理職の皆さんは、チームメンバーが、目的や目標を共通理解して、合意形成をしていくプロセスを踏むということを実践していると思います。このときに大切なのが、相手と意見を交わしながら行動を共にしながらかかわる力です。チームメンバーとかかわって、価値を共有する仲間になっていくわけです。

私が考えるよい看護とはこれ、そしてメンバーもそれぞれ、いろいろな思いをもっている。じゃあ私たちのチームで共有するよい看護とはこれこれにしよう、ということをリーダーやマネジャーは仲間と共に明確にしていくことになります。

人はチーム学習の輪をいかにつくっていくか、ピーター・センゲの書籍から私なりに整理したものを表わしてみます（次ページ図2-2）。

日常の実践のなかでのカンファレンス・共同思考

目指すゴールを明確にするというと、多くの場合は目標管理システムのなかで、目標設定時の4月、中間評価の9月頃と最終評価の年度末のときにあわせて思い出してもらって、というパターンが多いと思います。大事なのは、日常の実践のなかで、きちんと目指すべき目標に向かっているかということを一人ひとりが意識して、さらにチームとしての内省ができて（チームリフレクション）、もし向かうことができていなければ、「ねえ、これっておかしいよね、ちょっとカンファレンスで話し合おうか」という声があがって自分たちで修正しながら目標に向かっていくことが大事です（p.83 図2-3）。

日常の実践のなかで、我がチームのメンバーは、チームのゴールに向かって

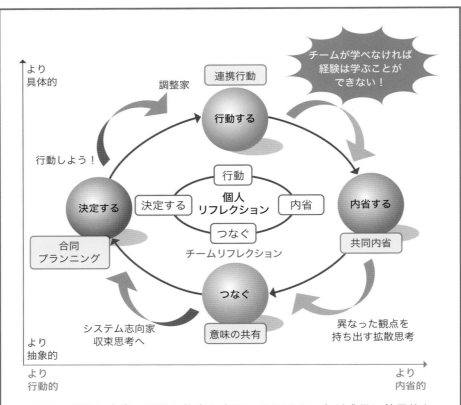

図中のテキスト:

チームが学べなければ経験は学ぶことができない！

より具体的

連携行動
調整家
行動する

行動しよう！

個人リフレクション
行動　内省
決定する　つなぐ
チームリフレクション

決定する

合同プランニング

内省する
共同内省

つなぐ
意味の共有

システム志向家
収束思考へ

異なった観点を
持ち出す拡散思考

より抽象的

より行動的　　　　　　　　より内省的

　人は、行動と内省、活動と休息を交互にくり返す。人が成長し効果的な変化をもたらすためには、このリズムが必要となる。「内省」とは、自己の思考と行動を客観視すること、つまり「行動の振り返り」である。「つなぐ」とは、内省によって新しいアイデアを生み出し整理して文脈上のつながりを探し出し、パターン（特徴、傾向）を見出すことである。見出されたパターンから、次の行動を選択し「決定」する。決定の次は「行動する」ことである。

　チーム学習の輪は、これらがチームの相互理解を促進させ（共同内省）、互いに「意味を共有」し次なる「合同プランニング」へと続いていく。最後に「連携行動」、チームプレイへと向かっていく。

ピーター・センゲほか. フィールドブック学習する組織「5つの能力」企業変革を進める最強ツール. 柴田昌治ほか訳. 日本経済新聞社, 2003, 68-73を参考に著者作成.

図 2-2　プラクティス・フィールドにおけるチームラーニングの輪 [2, 21]

進んでいるかどうか、皆さんはリーダーとして場面場面で見ているでしょう。そして、ちょっと介入しないといけないな、と思うときにその場に入ったり適切なアドバイスができていますか。場合によっては、待っていられなくて緊急カンファレンスを開いて、指示のかたちでやるときもあるでしょう。でも、そ

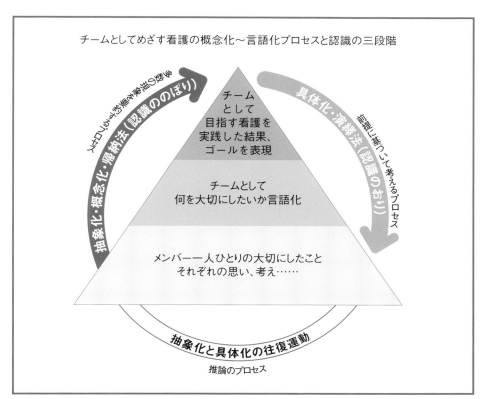

図 2-3　**チームマネジングと認識の三段階**[3)]

ういったリーダーの行動がチームに伝わっていけば、今度はスタッフから主体的に声が上がるようになるでしょう。「指示をしたからできた」から「ちょっと声をかけたらできた」になり、最終的には「自主的に判断して実施していた」というところまで変化してきます（次ページ**図 2-4**）。

　自律したチームには、①自律性、②異質性、③民主制と自然発生的リーダーシップ、という 3 つの原則があります。これまで医療は医師を中心としたトップダウン方式で多く行われてきました。自律したチームは、資源と権限を与えられ自ら意思決定し行動していきます。異質性とは、同質性の反対の言葉であり、従来同質性がチームの結束を高めると考えられてきましたが、異なる特徴をもつ人材の組み合わせのなかから、お互いの強みを生かし弱みは補完し合いながら目的に向かっていきます。異質的組み合わせが新たな力を生み出し、1 ＋ 1 ＝ 2 以上の相乗効果が現れます。

　トップダウンの場合は、誰かが指揮命令をしますが、自然発生的リーダーは、個人のもつ専門性によって、そのとき、その場に最もパワーを発揮できる人がリーダーとなるものです。

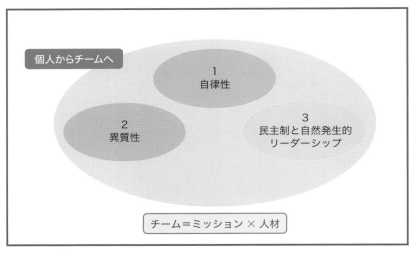

チャールズ・C・マンツほか. 自律チーム型組織:高業績を実現するエンパワーメント.
守島基博監訳. 生産性出版, 1997, 6 を参考に作成.

図2-4　めざすは「セルフ・マネジングチーム」

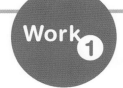

認識ののぼり・おりのトレーニング

自分で自分を見る

　さて、それでは第2クールにおけるワークを始めます。第1クールでも、リーダーに必要な力のなかで、概念化能力、帰納的アプローチの力はとても大事だとお伝えしてきました。ですが、この概念化、帰納的アプローチというのは一足飛びにはマスターできないので、何度もくり返すことで身につけていくことが大事です。そして、「認識ののぼり・おり」を鍛えて認識を発達させていくことで看護の質は高まっていきます。

　今回は、第1クールで学んだことを思い出して振り返ってみてください。

第1クールで学んだことのなかから覚えていることを書き出す

　A4サイズの紙を準備してください。今、前のワークで記憶に残っていることは、皆さん自身にとって関心の高いことです。そうでないことはきっと忘れています。何をどのように書いてもいいです。第1クールで学んだことを思い出して紙に書いてください。単語でもいいし、自由に書い

てください。さあどうぞ。記憶していること、思ったこと、考えたこと、自分に響いたこと、今思い浮かぶことをどのように書いてもいいです。

概念化シートに記入する

では次です。**図 2-5** の用紙に今自分で書いたものをこちらに書き入れてください。思い出して記憶に残っていることを書きました。その書いたことを一つひとつこの三角形のなかに書き写してください。

現象を書いたのであれば三角形のいちばん下に、ちょっとかたまりになっていたり、キーワードの形で思い出したら、真ん中の段（表象・構造）に、「よい看護」に関してのことはいちばん上に書き入れます。看護の現場も認識も刻々と動いているので、動体視力のように感度をあげて自分の頭のなかの認識の三角形に入れてみるのです。自分がとらえたことや見たことは認識の三段階のここにあたる、ということを自分自身がわかるようになるための実践的トレーニングです。

リフレクションについては第 1 クールでも触れましたが、自分は、見ていることをどう認識してどう行動しようとしているのか、自分で自分を見ること、それがリフレクションです。概念化は実はリフレクションによってより促進されていきます。良質な看護に向かってどうしたらいいかを常

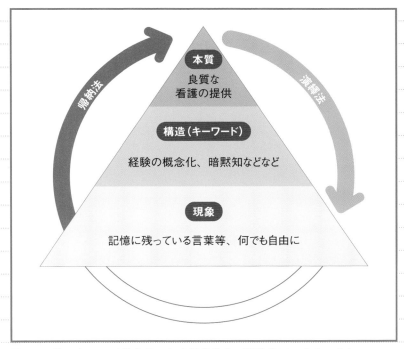

図 2-5　第 1 クールで学んだことを書き込む（概念化ワークシート）

に考えることが看護なので、実は看護そのものがリフレクティブな行動なのです。そして、また、それも無意識で行っていることが多いのです。

グループで話し合う

　では次に、今度は4、5人一組でお互いに書いたものを見せ合って、共有してください。シェアしてみてください。自分の書いたものを見せながら、こう書いて、こう三角に入れてみたけど、これが難しかった、書いてみて、いちばん記憶に残っていたことはこのことだった、ということをお互いに話してみてください。

　グループのメンバーで似ている言葉や内容が多かったグループは？　それぞれぜんぜん違う言葉だったグループはありますか？　私は皆さんに同じように話していたのに、聞いた皆さんの記憶に残っている言葉や内容は結構違っていますね。つまり皆さんは、皆さんの聞きたいように聞いているということです。聞きたいことって何ですか？　それは一人ひとりが関心をもっていることを無意識に選り分けて聞いているのです。チームで統一を、と言っても難しいことがこれでわかりますね。

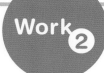

Work② 仕事の内容を概念化しよう（ワークプレイス法）

「私の仕事・業務」から「私たちの仕事・看護」へ─共同思考

▶毎日の仕事を書き出す

　それでは、次のワークに入ります。またA4の紙を準備してください。ここからは働く場（職場）での概念化というワークプレイス法のワークです。皆さんの仕事、毎日行っている業務を紙に横書きで書いてみてください。私の1日の仕事、業務、どう書いても自由です。頭の中は一人ひとり認識が違うので、好きなように書いてください（図2-6）。

▶「私たちの仕事」にするには、を話し合う

　では、4、5人一組になってください。そしてまず日頃の私の仕事について書いたことを「各自こう書きました」と見せ合って話してください。またそれぞれ書き方も内容も違っていると思います。そして、それぞれの内容を次は「私たちの仕事」にするにはどうしたらいいか、話し合ってく

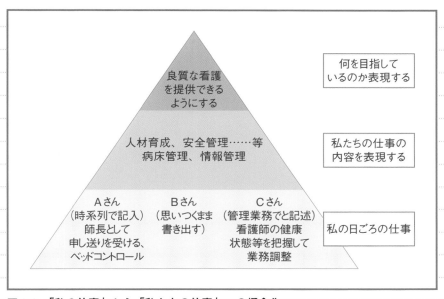

図 2-6 「私の仕事」から「私たちの仕事」への概念化

ださい。各自好きなように自分の仕事を書きましたが次は A3 の紙に「私たちの業務」「私たちの仕事」として 1 つに表してください。それぞれ職場も職種も職位も違うと思いますが、さあどう 1 つに表現しましょうか。

それから、①「私の仕事、業務」、次に②「私たちの仕事、業務」と進めてきたので、その次に「私たちの目指すゴール」を書いてください。それができたら、ほかのグループに紹介してください。

仕事のとらえ方で質が変わる

いかがですか。ワークの途中で、わかった！　あ、またこれだ！　と気づいた人もいるようですが、「私の仕事」に出てくる内容、つまりこれが認識の現象レベルですが人それぞれ違いますね。それを「私たちの仕事」にするためには看護業務にするということです。似ている内容を集めて塊にしていく必要があります。皆さんの発言のなかにも「カテゴリー」とか「くくり」「仕事のかたまり」という表現がありましたが、これが分類です。KJ 法でいうと「島」ですね。「島」は共通な、似ているもの同士を集めたものです。そこに皆さんは名前をつけたのです。

私たち管理職がいったいどんな仕事をしているのか、カテゴリーとしてとらえられているかどうかで、仕事の質は変わってきますね。一つひとつあれやってこれやっての師長は「モグラたたき師長」になっています。

現場という動的、複雑系の厳しい状況のなかで、自分たちのやっている

ことが言葉で表現でき、それが目的につながっているとわかると、意味が見えて、名前をつけて（言語化）つらくてもやりがいをもって頑張ることができます。日頃実践していることを現象のら列で終わらせず概念化し、看護の知のファシリテーターとして皆さんにはそのリーダーの役割を果たしてほしいと思います。

突然の欠勤者。どう対応しますか？

　看護現場は＜現象の海＞です。さまざまな事象・現象の中でおぼれそうになります。おぼれそうにアップアップしているのは、三角形でいうといちばん下の部分、つまりさまざまな現象です。では仕事についてよく起きそうな事例で認識の三段階について考えてみます。

　ある日、朝、出勤予定のスタッフから電話がかかってきました。「子どもが熱を出して、保育園に連れて行けないのですみませんが今日は休ませてください」と言われました。当日の勤務人数は10人予定のところがこれでは9人になってしまいます。さあ皆さん、あなたがこの電話を受けたとしたら、このスタッフに何と言いますか。そしてその後、どうしますか？

　今、コロナの濃厚接触者の欠勤が問題になっています。今回は日本国中どころか世界中のエッセンシャルワーカーの欠勤という現象ですが、医療現場では、こういった予期せぬ欠員が生じることも珍しくありません。そうなると、師長や主任は急きょ業務調整をしなければならなくなります。10人の予定だったけれども9人でやっていかなくてはならなくなった。何らかの調整が必要と思った人がいますね。では、調整が必要だと思った方の根拠は何でしょう？　1人欠員だから即、問題ですか？　どうなった時が大変ですか？　その大変な問題に関連している要因は何でしょう？　1つは患者側の要因がありますよね。入院患者の人数や重症度を判断して、このままで安全を保てるかどうか考えますね。次に看護師側の要因として、このマンパワーで対応できるかどうかですね。今日の患者さんの状況と看護師の9人の陣容によって応援が必要か否か、主任の私がときどき見に行く程度で遂行できるかどうか、皆さんは瞬時に頭のなかで考えていますよね。

　つまり、電話1本で欠員が出るという突然のできごと（現象）に対して、さ

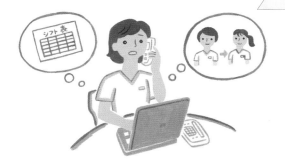

まざまな判断をして、調整しているということです。では、この調整は何という看護業務でしょうか。この現象や状況に対して行ったことに、名前をつけると何となりますか。「業務調整」ではちょっと広すぎますね。10人が9人になったときにリーダーが患者さんや看護師の状況のアセスメントをして今日は誰か来てもらう、今日はこのままできそうと重要な判断をしている行為です。それは、人事管理、人員管理、人的資源管理ですよね。

　認識の三段階で考えてみると、電話がかかってきたときの対応が「現象」で、さまざまな調整が人事管理です。それは認識の二段階目の「構造レベル」です。そして、なぜ調整するのかについては患者さんの安全を脅やかさない、つまり安全管理、質を保証するということがこの問題の「本質」ですね。私たちは、突然かかってきた電話に対しても、このようにさまざまなマネジメントを無意識に瞬時にしているのです。でもそこに名前をつけないと今頃電話をしてきて……というグチで終わってしまうかもしれません。そのとき、無意識に考え、判断し行動していることは、重要な看護マネジメントなのです。人事管理なのです。

　次ページ図2-7（チーム学習）にあるように突発的に発生した現象（問題）に対して、そのとき、その場の資源（人的・物的）の最大活用により目的である患者ケアの質の保証を目指して行動したことになります。

　P．センゲは、チームが学習する組織環境をプラクティス・フィールド（練

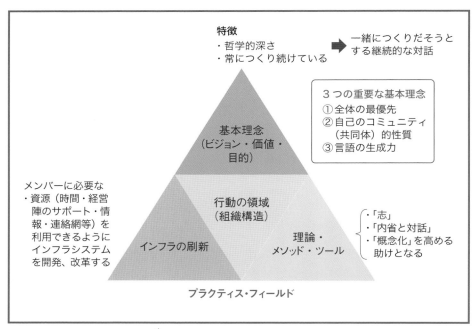

図 2-7　学習する組織の構造 [4]　　　　　　　　　　　　　　　　（文献 4 を元に著者作成）

習場）といって日常の定型的仕事や自発的な問題等を通して共同思考し学習するチームや組織づくりが重要であると言っています [5]。看護の職場は生〜死に至る人間の深い営みが日常的に発生し、私たちは日々学んでいます。まさにプラクティス・フィールドであり、しかもアクティブラーニングどころか、ディープアクティブラーニング [6] が行われている場（学びのフィールド）なのです。ワークプレイス法は共同思考により看護の概念化を促進させる方法といえます。

これから求められるチームについて考えよう！

暗黙知と形式知、対立から両立へ [7]

　図 2-8 を見てください。

　医療界では形式知の代表は医師です。そして暗黙知の代表は看護師といえるのではないかと思います。皆さん、過去に医師と話をしてかみ合わないという経験があると思います。これは医師が看護のことをわかってくれないということではなくて、医師は医学教育のなかで医学は科学だという教育を受けてここ

まできているので、その衝突は教育の違い、知の違いなのです。客観性第一で情や感覚・感情は排除というのが科学である医学、でも看護はそうではありませんね。

ところが、今は医師もずいぶん変わってきています。ある師長から聞いた話ですが、「看護は敗北がないからいいよね」と言った医師がいたそうです。患者さんが亡くなるということは、医師にとっては、科学にとっては敗北なのです。看護師にとって死は敗北ではありません。死にゆく人に対して、死は止められませんが痛みや不安を減らすことはできます。その人が生きている限り看護はできます。

余命いくばくもない患者さんが、「家に帰りたい」と言っているとします。看護師は医師に伝えます。「先生、患者さんが家に帰りたいと言っています」と。そしたら、医師は何と言いますか、「帰れないよ、ムリだ。正常値になってない。データが悪いからまだ無理だよ」。

これまでは、医師が大切にしている価値は「客観性」でした。今、時代が変わって、医学教育カリキュラムも変化しています。病気だけではなく、人間が相手だとしたら、白黒つかない場合もあり、灰色の部分に付き合っていかなければならないのが医療なのです。つまり、客観と主観、キュアとケアがもっと複雑に交じり合う正解のない時代になってきています。知の境界線は明瞭〜あいまい、よりファジーになってきているのです。

これからさらに高齢化が進み、高齢者のフィジカルアセスメントができる看護師が絶対に必要になります。福祉の領域でも、地域社会の中でもっと看護師が必要になると思います。治療だけでなく、病を抱えてもその人らしく生きることのできるケア、予防や発病を遅らせるケアに診療報酬がつくような政策誘導が出てきます。生活習慣を改善できたら医療費も変わってきます。そして、疾病構造等の変化により今後相対的に、医師よりも看護師の役割が大きくなっ

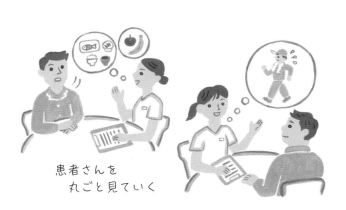

患者さんを
丸ごと見ていく

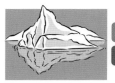

形式知
暗黙知
（表面下の領域には膨大な感覚・イメージ的な経験知がある。それを共感し、共有し、変換して新しい知をつくりだす）無意識 → 意識して → 意識的に

> 知識がもつ2つの側面のうち、どちらが優位ということはないが、暗黙知を言語化・社会化したものが形式知であり、基本的には暗黙知が知識の源泉である。

【暗黙知と形式知のちがい】

形式知 Explicit Knowledge	暗黙知 Tacit Knowledge
・言語化された明示的な知識 ・暗黙知から分節される体系的知識 ・過去の知識 ・明示的な方法や手順、事物についての情報を理解するための辞書的構造 ・客観的・組織的 ・理性的・論理的 ・デジタル知、つまり了解の知 ・情報システムで補完することによって、場所の移動や移転、再利用が可能 ・言語的媒介を通じて共有したり、編集したりすることが可能	・言語化し得ない・言語化しがたい知識 ・経験や五感から得られる直接的な知識 ・現時点での知識 ・身体的な勘どころやコツと結びついた技能 ・主観的・個人的 ・情熱的・情念的 ・アナログ知、現場の知 ・特定の人間や場所、対象に特定されたり、限定されたりすることが多い ・身体経験を伴う共同作業によって共有したり発展したりすることが可能

見えにくい・わかりにくい知

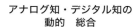

アナログ知・デジタル知の
動的　総合

知識創造は、暗黙知と形式知の相互変換運動である

図 2-8　知の特徴—2つの知 [7]　　　　　　　　　　　　　　　（文献7を元に著者作成）

ていきます。皆さんも、未来のキーパーソンとなるナースたちを、どんな看護師に育てていきたいのか考えてほしいと思います。

暗黙知と形式知の終わりなき循環

　もちろん看護にも形式知は存在します。見えにくい知だからこそ、私たちは暗黙知の部分を見える化して、書けることは書き、話して伝えていく。そして個人のなかに入りこんだ暗黙知をまた見える化して、形式知に変えて仲間と共有していくという終わりなき循環をしていくのです（図2-9）。

　認識と行動が一貫していること、つまり何を大事にして看護をしているのか

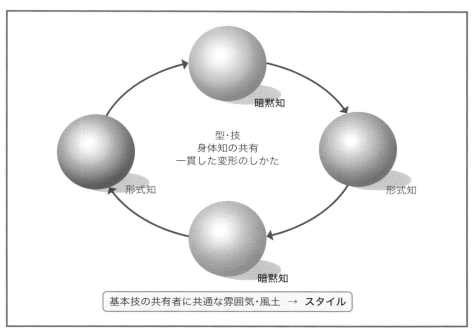

型・技
身体知の共有
一貫した変形のしかた

暗黙知

形式知　　　　　　　　形式知

暗黙知

基本技の共有者に共通な雰囲気・風土　→　スタイル

図 2-9　暗黙知から形式知への終わりなき循環 [8)]　　　　　（文献 8 を元に著者作成）

を言うだけではなく、実践するだけでもなく、言動が一貫していてスタイル（型）があることが求められます。チームとしてのスタイル（型）をつくっていけるかどうか、つまり価値を共有した仲間の集まり、実践共同体になれるかどうかが問われていきます。

エキスパートの知とは

　フロネーシスという言葉があります。「動く知」といわれています [9)]。アリストテレスが提唱した概念で、暗黙知、経験に基づいた実践知で、動いているもの、状況によって違うのでとらえにくい知のことです。賢慮（prudence）、実践的知恵（practical wisdom）と訳されていて、このフロネーシスは価値や倫理の思慮分別をもって、個別のその都度、状況とコンテキスト（文脈）のただなかで、最善の判断、行為ができる実践知であるとされています。

　これは私たち看護の知と似ています。状況によって変わる。今、目の前の患者さんの状況を見て、理論や基準・マニュアルに沿った対応でよいのか、患者さんに合ったいちばんふさわしい看護について判断をしていくわけです。よく「寄り添う」という言葉を使いますが、患者さんの状況に寄り添ってその人にいちばんよい看護とはどのようなことかと悩み、もっと何かできないものかと考え

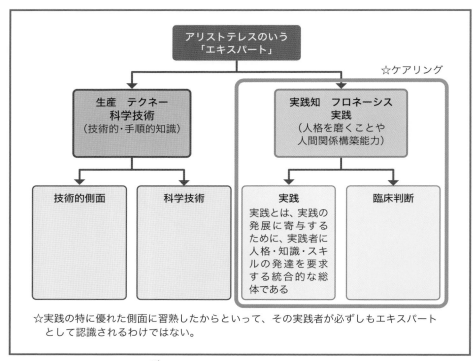

図 2-10　**エキスパートとは** [10]　　　　　　　　　　　（文献 10 を元に著者作成）

て看護を提供しています。たとえば ALS の患者さんに呼吸器をつけるのかどう
かも一人ひとり違うし、その時の状況によっても違うわけです。何が正しいの
か、どうすることがよいのか、イエス、ノーでは決められない深い問題です。時
に、それに耐えきれずに白黒、イエス、ノーで決めて楽になりたい私たちもいま
す。私たちも共に苦しみます。

　哲人アリストテレスはエキスパートについても言及しています。看護師の場
合でも、実践に優れた多くの人が認定看護師や専門看護師になっていきます
が、P. ベナーは、その技術がすぐれたからといって、それがエキスパートか
どうかは別だとして、アリストテレスの言葉を引用しています（**図 2-10**）。人
との関係を構築する力について「ケアリングとは実存的なスキルであり、疾患
の治療と病気のケアの間には重大な相違がある」と言っています。さらに「特
定の疾患をかかえた特定な身体に対して医学の科学と技術を実践する活動に関
わるのである。その特質的なスキルと実存的なスキルが組み合わせられること
によってのみ看護師は人の体の両方を癒すことができるのである」。チームは、
この 2 つの力を磨き合う仲間なのです [11]。

「実践共同体」になるためにリーダーがすること

　チームとは、単に人が集まっただけではなく、価値を共有する仲間であると話してきました。この仲間とともに看護の知を広げ、深めていくことが看護のリーダー、マネジャーとして皆さんが取り組むべき最重要課題だということを、これまでもくり返し伝えてきました。

　ここで「価値を共有できる仲間」についてもう少し掘り下げて考えてみましょう。皆さんが一緒に働いている仲間は一体どちらでしょうか。人が集まっているから、集合体でしょうか。第1クールでもお話ししましたが、私はここで、「実践共同体」という言葉をぜひ皆さんに理解してもらいたいと思います。

　実践共同体とは、E.ウェンガーらによると価値を共有する仲間のことです（表2-1）。

　そしてこのコミュニティという言葉は、実践共同体のキーワードになります。

　価値を共有する仲間になるというのはそう簡単なことではありません。年数を経たら仲間になれるかというとそうでもないですね。では、どうすれば実践共同体になれるのでしょうか。リーダーとして、実践共同体になっていくために皆さんが行動すべきことは何なのか、考えてみましょう。

言語化する、行動する

　看護は実践の科学です。そして認識に導かれた実践であるかどうかが「看護」と「業務」の違いです。皆さんは看護のリーダーですから、やっていること、目指していることを言語化して仲間と共有し、また、言っていることを行動で示すことが大切です。

表 2-1　実践共同体とは

- 実践共同体とは、「人々が共に学ぶための単位」のことであり、仕事場における服務規程、役職区分、作業マニュアル、などによって示される「公式の」実践共同体と、作業員たちの個人的な関係、隠語、マニュアルにない裏技など、生み出し維持していく「非公式の」実践共同体が重層的に存在する。
- ウエンガーら（2002）によって「あるテーマに関する関心や問題、熱意などを共有し、その分野の知識や技能を持続的な相互作用を通じて深めていく人々の集団」とされた。

夏堀睦ほか編. 卒論・修論をはじめるための心理学理論ガイドブック. ナカニシヤ出版, 2007, 113 を元に著者改変

「患者さんと家族の気持ちを大切にした看護」が目標であれば、実際に行動してみせる。家族と話すリーダーの姿を見せることができる。患者さんの声に耳を傾ける姿を見てもらう。言動が一致すると、チームのメンバーは、言っているだけ、書いただけではなくて本当に実践していると納得して同じ方向を向いている仲間として、また先輩として信頼するようになります。

チームのメンバーが同じ方向を向いているかを確かめるには

　皆さんは、チームのメンバーが同じ方向を目指しているかどうか、日常の中でどのように確かめることができますか。看護の語りをしたときの発言の数や内容、離職率、患者さんの反応、アンケート結果などでしょうか。数字から判断できるものと、数字にはできないが感じとれるものもありますね。

　ここでポイントになるのは、それを日常の実践場面でどれだけとらえられるかということです。このことは看護部長になると実践現場を直接見ることは少なくなり難しくなりますね。師長はどうでしょうか。コミュニケーションの中身が成熟してきた、細かいところにも気をつけて看護できるようになった、というスタッフの看護場面は見ることができていますか。

　以前は入院期間も長かったので、かかわる機会も多くありました。今は高速回転のなかでそのプロセスを直接見るのは難しくなっていますが、だからこそスタッフの看護場面を見ることが大事です。日々の仕事、日常の役割のなかでスタッフが患者さんにどのように向き合っているのか、何を大事にしているのか、認識と行動の一貫性があるか、業務にかかる時間が長いが、それは実は丁寧に対応しているからで、しばらくはこのままで様子を見ておこうなど、見ることにより判断することができます。

　いちばんとらえやすいのは、目標管理面接などの、見えるかたちで表わされた目標値かもしれません。でも、大事なのは数値の奥にある「日常の行動」をより多くとらえることです。

看護のリーダーが管理するものは何？

　リーダーや管理者を取り巻く環境は、年々厳しいものになっています。入院期間も短くなり、忙しいなかで看護をしています。そのようななかで大事なのは、これまで培ってきた看護や管理に対する考え方や姿勢、つまり看護観になります。その看護観をわがチームのなかでいかにチーム活動につなげていくこ

とができるかが問われてきます。

　具体的には、看護部からも、病院全体からも、目標達成に向けて指示があり、そのためにどうしたらよいのかと自部署で具体的行動を検討していきます。このプロセスはトップダウンで演繹的プロセスです。次に自部署の目標達成に向けた行動が看護部全体の目標に向かい、看護部の目標達成は病院全体の目標や理念達成に向けた行動につながっていきます。これはボトムアップであり帰納的プロセスです。

　そして、わがチームの質が向上しているかどうかは、ここまでに述べてきたようなさまざまな場面を見て、リーダーはそこから、理念・目標に向かっているか、理念や目標を具体的な行動につなげておりているか、その両方の流れを見ていくことが大事です。

　私たちが目指すのは実践共同体でした。そしてこのとき忘れてはいけないのは、実践共同体である看護の集団は急性期病院の場合は病院組織における最大集団であるということです。

　以前私はこのように言われたことがありました。「最大集団の看護師の質が悪かったら、多数なだけに、人件費と見なされるコスト集団になりかねない」と。忘れられません。反対に質の高い看護師が看護の価値を生み出し（良質な看護）、各所で患者の回復の促進という結果を生む、そのことでベネフィット（利益）を生み、結果的にそれが経営に貢献する、これこそが看護の経営参画です（このことも事務の方から言われたことがあります）。人件費はかかりますが、それ以上に良質な看護が行き届くことによるベネフィット、つまり合併症等を防ぎ回復が早くなり在院日数が短縮します。在院日数の短縮は、目に見える形の看護の成果なのです。

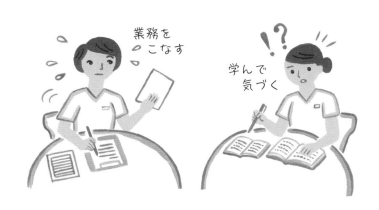

経験学習ができる職場づくりを

現場には、師長、主任という何段階ものリーダーがいます。そして看護はチームで行うので、リーダーたちのほかに新人もいます。忙しくて人手が足りない等、必ずしも各種資源が十分でない状況が続くなかで、仕事が学習になっているでしょうか。教室での学び・理論学習とは違い、起きていることから学ぶ、看護現場の学びは経験学習です。仕事が単なる業務になるのか、学習になるのかは、この学びが起きるか、先に述べた学習するチームや組織になっているか、これもリーダーの力にかかっています。

国の政策誘導で、病院の機能分化が進み、急性期病院はさらに高速回転になり、短期間で回復の促進ができるような質の高い病院だけが生き残る、そんな時代になってきました。この流れはこの先も変わりません。そして現場の忙しさはよりいっそう厳しいものになります。災害や新型コロナウイルス感染症のような予期せぬできごとも必ず起きてきます。

そのような状況のなかでも、やっている仕事が業務ではなく看護になり、仲間と目指したことが達成できたという喜びを味わうことができれば、現場は変わります。もともと看護師は大変な仕事をあえて選択して、さまざまな困難を乗り越えて今も続けている人たちです。困難なできごとが学びとなり、次なる良質な看護の提供ができるよう仲間と目指す看護に向かっていく"強いチーム"なのです。

時代とともに看護現場は進化します

平成 15（2003）年の包括払い制度スタート、平成 18（2006）年の 7 対 1 入院基本料導入など、国の医療政策の変化により看護現場は大きく様変わりしました。学生が実習に行くと、「看護師は忙しく飛び歩いていました」と言って驚いて帰ってきます。業務に追われている、それが実態なんですね。

私の著書『看護現場学への招待』[12]の中で、その厳しい実態のことを紹介しました。以下引用します。

看護の現場で、エキスパートに向かうナースとそうでないナースを分けるものは何であろうか。それは体験の概念化作業ではないだろうか。

ナースならだれでも毎日さまざまな作業をしている。何人もの患者のケアをしている。

しかし、それで終わってしまったら、次のステップはない。10年がただ過ぎて行ったか、自己のキャリア形成につながる10年となるのか、その差は大きい。

　認識と行動の行き来をしていない人の実践、つまり抽象化・概念化のできていない看護実践は単なる業務の遂行に過ぎない。看護か業務かの違いは、その行為が認識に導かれた実践であるかどうかである。

　エキスパートとは、それを意識しないで無意識に、かつ瞬時に実践できる人なのだ。看護現場ではさまざまな現象が生じている。それはナースがよく言う「業務に追われる…」という言葉に現れている。現象のみに目を奪われていると振り回されてしまうが、起きていることの奥にあるものにしっかり目を向けるとき、本質が見えてくるのである。

　複雑かつ動的な現象を俯瞰して、その構造と本質を考えようとするとき、その現象の意味が見えてくる。現象、構造、本質を追求していくという抽象化のプロセス、すなわち『概念化作業』がBody with Mindへ向かうプロセスとなる。それは実践したことを内省（リフレクション）し、言語化するプロセスでもある。

　忙しい現実のなかでのこの作業は、年々困難なものになっている。しかし、この作業をしない限り、看護実践で大切にしているものがあるにもかかわらず明確になっていかない。

　「これが看護なのだ！」と自分の中に残っていかない。

　それでは社会の人々にも、形あるものとして看護を伝えられない。

『看護現場学への招待』[12]

　この本のなかに「Body with Mind」という言葉が出てきますが、これは最初の段階は「Body and Mind」です。最初は心（思考）と行動が分かれています。学生の頃は理論、思考・認識が優位なので行動よりも知識つまり理論が優位になっているという意味です。

　それが経験を積み、さらに概念化のプロセスを踏むことで心（認識・mind）と行動（body）が一体化してくる、心と体が一体になっている状態を示している言葉です[13]。

　私は長らく、「看護現場学」を提唱してきたのですが、最初の頃は次ページ図2-11のような構造図で表わしていました。

　そして進化・発展して、今は次ページ図2-12のようになりました。これも現在進行形で完成形ではありません。

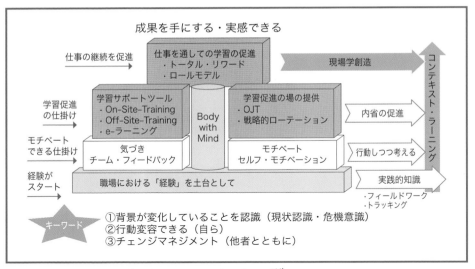

図 2-11　現場学の構造（気づきと変革のプログラム）[14]

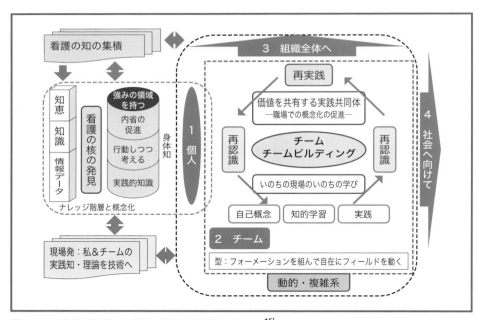

図 2-12　看護現場学・看護の技の発展過程モデル[15]

　まず最初は、専門職として個の自立、次はチームビルディング、そして3番目は組織全体へ向かう、4番目は社会に向けて発信していくということを表しています（**図 2-12**）。このように看護現場学自身も何度かバージョンアップし進化・発展してきています。

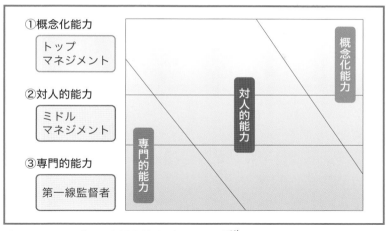

①概念化能力

トップ
マネジメント

②対人的能力

ミドル
マネジメント

③専門的能力

第一線監督者

概念化能力

対人的能力

専門的能力

図 2-13　リーダーに必要な能力（R. カッツ）[16]

リーダーに求められる能力も
進化していきます

　以前は、守りのマネジメントの時代でした。今は社会の期待に応えていく広がりの、攻めのマネジメントが必要になります。コロナの時代の今は、まさにそう言えるでしょう。社会はこれからも変化し続けていきます。そんな厳しい状況でリーダーとして存在していくことはとてもたいへんな時代になったといえます。

　大切なものを自分のなかにもっていても、厳しい仕事のくり返しのなかでは見失うこともあるでしょう。社会の人びとにしっかりと伝えていくときに、よほど自分が理解して、自覚して、チームの仲間とともに概念化していかないと、看護の見える化も危うくなってしまいます。

　図 2-13 は、R. カッツ[16] が提唱したリーダーに必要な能力です。カッツはこのなかで 3 つの能力を示していて、概念化能力はコンセプチュアルスキル、専門的能力はテクニカルスキル、対人的能力はヒューマンスキルという 3 つの能力で表わしています。管理職の職位によってこの 3 つの能力の割合が変わってきて、より専門的テクニカルな能力が求められるのが第一線監督者、つまり主任クラス、そしてミドルマネジメントの師長クラス、トップマネジメントの部長クラスと上位に行くほど、概念化能力が求められるというわけです。主任よりも師長は説明能力等の概念化能力が求められるということです。

　またこの図で注目したいのは、どの職位でも変わらず必要となる対人的能力です。看護師は人にかかわるヒューマンサービスの重要な担い手です。この能

力が求められるのは当然ともいえます。P. ベナーはこの能力を「対人関係構築能力」と言っています。

　人と関係がとれないという人は、つまりこの対人的能力が問題になります。他者にばかり要求して自己理解ができてないということもこの能力の不足にあたります。

チームの問題解決の場面にも認識の三段階を生かそう

　ここからは、認識の三段階を用いた問題解決について考えていきます。現場には様々な現象がありますが、これも認識の三段階で解くと見えてきます。

　ある新卒看護師が、患者さんに間違って与薬してしまったとします。そして皆さんは管理職として、部署のカンファレンスで話し合うことにしました。

　新卒看護師は薬の確認をしたのか、何をしたのか、どのように間違ったのかという事実を確認し、そして対策を立てるのが従来の問題解決でした。当事者ばかりを責めるという形になっていましたね。

　現在は間違いを起こした背景を分析するようになりました。もちろん当事者の問題も見ていきます。それ以外にもシステムの問題、それから、環境、管理、教育などの背景要因をしっかりおさえて分析するようになりました。リスクマネジャーが毎日分析しているこの方法、何という方法でしたか？　それは「根本原因分析」です。従来は事故の当事者の問題ばかり分析していたことと比べるとかなり進化しています。

　当事者が行ったことは、原因の1つではあるけれど、それは今見えている（現象レベル）表層です。根本原因分析では表層ではなく根本（本質）、ことの根っこ、つまり真相を明らかにするという手法です。

　教育体制が不十分ではなかったか、病棟の師長の管理は十分だったか、間違いを防ぐシステムになっていたのか、などを分析するのです。言葉を変えると本質分析、RCA※分析ともいいます。当事者を責めて、「すみません、次はしっかりします」と言ってもまたくり返すというのが昔。現代のリスクマネジメントは問題の本質をたどって、次の発生を確実に防ぐ方法に変わったのです。

※ RCA：Root Cause Analysis，根本的原因分析

看護現場の問題は 3 種類

　前述したのは医療安全に関連する例でしたが、このような問題は日常の現場でよく起きていると思います。そして、よく行われる問題解決も実は表層問題解決になっていることが多いのではないでしょうか。

　問題には、3つの種類があります（**表 2-2**）。問題が起きてしまって、たいへんたいへん、どうしたらいい？　と発生してから騒ぐのが発生型。まだ起きてはいないけどこの先問題が起きそうだ、どうしたらいい？　というのが探索型。そして3つ目は、まだ全然問題は起きていないけれど、今後起きる可能性が高いと予測した問題に備えて準備しておく、対応する、これは設定型です。「つくる問題解決」ともいわれます。

　DPC がスタートするよりも前に、まだ現状では問題は見えていないが、入院期間が1カ月から1〜2週間に短縮するとしたらどんなことが起きるだろう、と想定して対応するのが3番目のつくる問題解決です。いざ包括払い制度がスタートして、「まったくもう、入退院が何でこんなに多いの？　どうしよう」は発生型、モグラたたき型ですね。これでは忙しくなるに決まっています。そして、ちょっとモグラが首を出したくらいのときに手をうつのが、探索型です。

　リーダーやマネジャーは設定型になる役割を担っている人です。これから高速回転になることが予測できる、どうする、というシミュレーションも設定型です。忙しい現場のマネジャーは発生型にどうしてもなりやすいものです。

　これを、過去、現在、未来という時間軸で見てみると、**図 2-14** のように示すことができます。設定型というのは、トップマネジャーが未来に向けて考えていくこと、つまり戦略になるわけです。それに対して、今、問題が起きたということは過去の何かに原因があって、発生に至る状況があって、問題が起き

表 2-2　**問題の 3 つのタイプ** [17]

> 1. **起きてしまったという問題（発生型）**
>   ①逸脱問題（基準、規則からはずれた）
>   ②未達問題（目標や課題が達成されない）
> 2. **もっとよくしたいという問題（探索型）**
>   ①改善問題
>   ②強化問題
> 3. **この先どうするかという問題（設定型）**
>   ①開発問題
>   ②回避問題

たということ、これが発生型ですね。それは事後処理となります。そして探索型はまだ今、少しだけ見えている状態。設定型はこれから先に備える問題です。未然に防ぐかたち、変化、明日への備え。これを認識の三段階で示すと、**図 2-15** のような職位による対処のかたちになります。

どうでしょうか、今、現場はハイスピードの状況にあって、あいかわらずモグラたたき型が多い状況ですが、本当は、その先を目指してほしいのです。医療制度が変わって、病棟はどうなるの、再編成が起きるみたいだけどどうしよう、というだけでなくて、自分の病棟にどんな影響があるかを事前に予測して

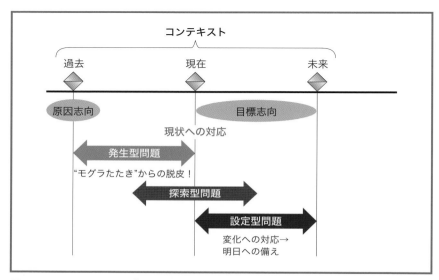

図 2-14　問題の 3 タイプと時間軸

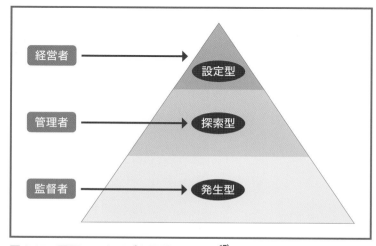

図 2-15　問題の 3 タイプと認識の三段階 [17]

考えて、それならばそういう事態が発生したらこう対策を立てたらどうなるか今から考えてみよう、とマネジメントしていく。そのように問題をとらえていけるかということです。

　看護部長時代に、平成13年後半から平成14年頃には今後、患者さんの入退院が激しくなるという話が聞かれるようになりました。DPCの情報です。私は「現状のシーツ交換をどうするか」ということを看護管理者たちに投げかけたことがありました。突然なぜシーツ交換の話か、というと、入退院のスピードが早くなり業務が煩雑になればナースは主たる業務つまり患者さんのケアにしっかりかかわることができるように周辺業務の整理が必要、ということから考えたのです。ほかの病院では、少数でしたがすでに業者に委託しているところもありましたが、それにはもちろん費用がかかります。では当院ではどうするか、ということを考えて、副看護部長の発案で定年後の看護補助者を再雇用して、シーツ交換専任のチームをつくることにしました。重症の患者さんのベッドは当然看護師が安全に実施しますが、それ以外は、曜日を決めて補助者がシーツ交換を巡回して行う。決定に至るまでには、業者委託の場合との費用の比較を出して病院長に交渉しました。今ではあたり前のことが、今から20年前の当時では大きな問題だったのです。

問題解決には人を巻き込む

　従来は、設定型は経営者の役割、戦略を立てるのもトップという考え方でし

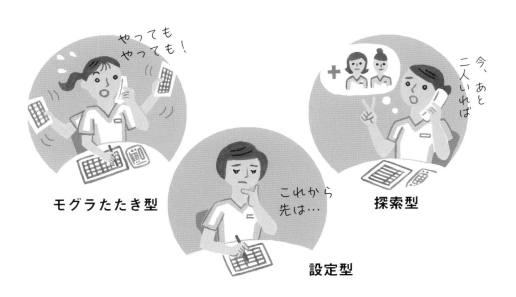

モグラたたき型

設定型

探索型

たが、能力のあるミドルマネジャーがいれば、その人も含めて設定型の問題解決に参画してもらうのが現代です。部長・副部長だけでなく師長を巻き込んで次年度の戦略を立てている病院も多いと思います。それは早期からミドルマネジャーを巻き込んでいくこと、育成していくということです。戦略立案に師長が入っているとボトムアップ型になるので、組織全体に浸透するときの浸透度のスピードが違ってきます。参画型にしていくということです。部長、副部長だけではトップダウンになりますが、参画型で進めていけば、組織全体が次に備える組織に変化していくきっかけにもなります。

　これからの時代、問題解決は役割分担ではなく、もっと境界はファジーになり、できる人に担ってもらい、部署のなかでも、師長がやっていたことを主任に、中堅にと巻き込んでいくことが必須になります。忙しくてモグラはたたいてもたたいても出てくる、というのが現状ですから、起きた問題から学び、備えていくことができるチーム・組織にしていきたいものです。

チームマネジメント〜組織マネジメントへ

　リーダーである皆さんはチームマネジメントをしているわけですが、10人で10人分の力を発揮している状況と、10人で12人分の力を発揮している状況があったとして、この違いは一体何でしょう。それは、リーダーがいかにチーム内の相乗効果をおこすことができるか、つまりチームマネジメントの違いです。

　図2-16は看護におけるマネジメントの3つの役割をドラッカーの考えを元に示したものです[18]。

　第一の役割は、使命、ミッションを果たすべく、資源を最大活用するということです。私たちの資源、人数も時間も限られています。それでも、困難ななかで実施してきたということが私の支えになっている、とはっきり言う看護師長もいます。どのようにマネジメントしたら最大活用でき最大効果が出るのか、そしてチームが達成感を得られるのか、ということです。

　第二の役割は、生産的な仕事を通じて人に成果を上げさせるということです。ヒューマン・ヘルスケアサービスにおける成果とは、簡単に数値で表せない部分も多いのでとらえるのが困難です。

　私たちがつくっているのが物ならば、たとえば今年は100個つくったので次年度は1,000個つくりますと示すことができ、不良品かどうかも目で見て確か

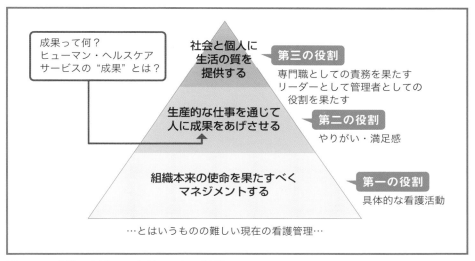

図 2-16　**看護におけるマネジメントの役割**　　　　　（文献 18 を元に著者作成）

めることができます。

　しかし、良質な看護が提供できたかという成果は見えにくいものです。看護サービスは見えない、触れない、不可視・不可触という特徴をもっているので、見える化する必要があります。患者さんが看護に満足して喜んでいただけたら、そのときは感じることはできますが、今はそれも難しくなっています。物と違って成果もとらえにくい、わかりにくい。看護の難しさはここにあります。

　その一方で、さまざまなかたちで質の評価をする方法やシステムも生まれています。よく言われるのは A. ドナベディアンの質評価、3 つの側面「構造」「過程」「結果」から見ていく方法です（図 2-17）。病院機能評価もこの 3 つの側面で評価を行っています。病院機能評価に真正面からぶつかれば質について、実はしっかり学ぶことができるのです。真正面から受けるかいやいや評価を受けるのかで、現場の取り組み方で理解も学びも大きく変わってくると思います。

　そしてドラッカーが言う第 3 の役割は、社会と個人に生活の質を提供する、ということです。自分たちの仕事は社会のために役に立っているかどうか。また、生活の質を提供するとはどういうことでしょうか。私たち看護師は死は止められなくても不安や痛みも軽くすることはできます。亡くなった場面でも家族が笑顔で、「これで長年の痛みから解放されました。ありがとうございました」とお礼を言われることがありますね。亡くなってもお礼を言われる仕事って、ほかにはないのではないでしょうか。亡くなったとしても、家族が精いっぱいやったと思えること、この病院でケアを受けることができて本当によ

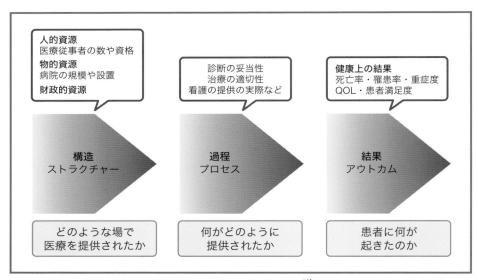

図 2-17　質の３つの側面（ドナベディアン・モデルより）[19]　　　（文献 19 を元に著者作成）

かった、ありがとう、家族として精一杯やることができましたという言葉も、残された家族のその後の生活の質に大きく影響します。

　一つひとつの病棟やそのほかの部署の看護の提供の総体が全体として病院の質の評価に直接反映してきます。チーム医療の担い手は数多くいますが、患者さんのいちばん身近なベッドサイドでシフトを組んで継続的にケアを提供している唯一の職種が看護職です。この場合当然、看護師の人数だけでない「良質な看護の提供」を可能にする質があることが前提になります。

組織デザイン ── マリアンナの事例に学ぶ

　ここからは、組織デザインのことについて少し話をしたいと思います。

　図 2-18 を見てください。これは、私が聖マリアンナの看護部長時代に皆と共につくった看護部の組織の概念図です。目指すところがわかるように、長い言葉では伝わりにくいので、図にして、「マリアンナ　コア・ケア・キュア支援ネットワーク」と名づけました[20]。教育担当、人事担当、業務担当の各副部長たちの連携を促進するように、とネットワーク化したものです。このように図式化するというのは認識の三段階でいうと二段階目の構造の段階を、図にしたものです。

　「いのち」は、マリアンナ大学の法人の理念にも掲げられている、生命の尊

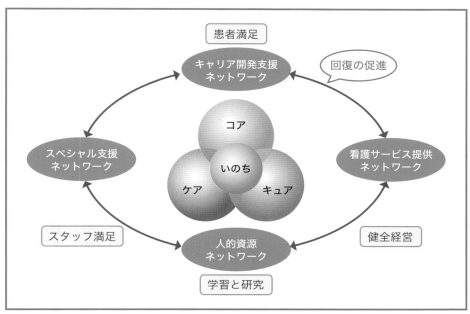

図 2-18　マリアンナ　コア・ケア・キュア支援ネットワーク[20]

厳という言葉を「いのち」に集約して中心におきました。このモデルはリディア・ホールの「コア・キュア・ケア理論」のモデルを参考にしました。

　リディア・ホールとは、1970年代のニューヨークでローブセンターという、慢性期、回復期のセンターを創設して施設長になった人です。ローブセンターは慢性期のセンターなので、なぜ急性期のマリアンナの組織デザインに慢性期モデルを使うのかという人もいましたが、今振り返ると、来たるべき超高齢化、慢性疾患時代を見すえた未来に向けた視点になっているので、これで正解だったと思っています。

　地域包括ケアの時代になって、患者さんはいつまでも急性期病院にいるわけにはいかなくなりました。患者さんは急性期病院を出たら地域に戻るので、慢性期や地域まで視野に入れてないと機能しなくなります。当時リディア・ホールは回復期の患者さんに対して規則の厳しさをゆるめた環境を用意し、あまり細かい規則で患者さんを縛らない、非指導、指導しないことを提唱しました。これは、カール・ロジャースの言う「非指示的支援」を中心に用いたものです。その内容とは、①非指導のアプローチを通して慢性期の患者さんに対して治癒に到達する看護治療計画を用意する。②看護ケアを中心の治療とする。医師の治療ではなくて看護を治療にする。これはとても先進的な考え方です。③日常生活援助に至るまで看護師がケアにあたる。この3つの柱を実践することで、

患者の回復が促進されるということをリディア・ホールは証明しました。彼女は基金を受けて研究を行い、1960年代に、その当時はまだ在院日数という概念は日本では聞いたことがありませんでしたが、この3つの実践で在院日数が短縮できたという論文を出しています。

第1クールでも述べた川島みどり先生の臨床看護学研究所で、私は知のシャワーを浴びました。ヘンダーソンとナイチンゲールはよく知っていましたが、リディア・ホールはこれまであまり聞いたことがなかったのです。よく名前が出てくるので自分でも勉強しました。そして、マリアンナに看護部長として戻ったとき、このコア・ケア・キュアモデルをベースに組織をつくることはできないものかと思ったのです。

ケアというのは、保助看法上の日常生活援助、療養上の世話ですね。キュアは診療の補助にあたります。コアとは、患者さんをみるときの大事なヒューマンスキル、ベナーの言葉で言うと対人関係構築能力です。これら3つのスキルで患者さんの命を守る、回復の促進というゴールに向かうというわけです。

そして、この組織デザインがゴールに向かうための仕組みを考えたのがこの周りのネットワークの輪です。

看護部の「キャリア開発支援」は教育担当副部長、「スペシャル支援」は専門看護師、認定看護師というリソースナースチーム、「人的資源」は、人事と総務担当副部長のことで、人的資源を効果的に配置して成果を上げることが仕事です。「看護サービス提供」は、業務担当副部長。業務というと、発生した問題を解決する何でも屋のようにとらえられがちですが、あらゆる看護サービスの質の向上に向かって現場の支援をしているのが業務担当だとわかる名前にしました。マリアンナでは今もこの名称を使っています。

定着させたい価値を共通言語にして、浸透させていく

そしてもう1つ意識したのは「ネットワーク」という言葉を使うことでした。看護部内のやりとりを思い出してみてください。何かの問題が起きると、「これは教育でしょ、いやいや業務でしょ」と言って投げ合ったりすることはありませんか。本来、仕事は重なっているのです。境界線を引くのではなく一緒に手を組んでやらなければ、患者さんの回復の促進なんて無理ですね。ということで「ネットワーク」という言葉を意図的に使うことにしました。そして、もう1つ意図的に使ったのが「サポート」という言葉です。看護部は現場の最前線のサポートをする、という位置づけを明確にするために使いました。

現場はまさに戦場ですから、その戦場で血（汗水）を流して格闘する師長やスタッフたちをサポートするのが看護部長と副部長です。質の高い生産ラインになるように知のサポートをするのが看護部長と副部長、という意味で意図的に使いました。

そして日常の会話のなかでも、「どこの部署が今いちばん大変かしらね」と言うときに「サポート」という言葉を意識して使うようにしました。そうしてしばらくすると、副部長たちも使うようになって、部長・副部長のなかの共通言語になったのです。夜勤師長の報告を受けて、「（看護部は）どこを支援したらいいの？」とある副部長が言った言葉がいちばん最初でした。今でも覚えています。そして徐々にほかの人も使うようになったように記憶しています。看護部はチェックマンではなくサポーターとして存在するのです。

何かを定着させたいと考えたとき、私はまず周りの人たちがその言葉をいつ使い始めるか、いつ頻用するようになるか、と見ていて定着の判断にしています。そして、周りの人たちを超えてさらにほかの人が使い始めると、広く組織内の共通言語になったと判断できます。

あるとき、師長が、「私は今は何もできないわ。でも彼女の悩みを聞くことはできるから、私はそれでサポートしているの」と言ったことがありました。日常的に話して言葉のなかでいちばん使われる言葉は何だろうと考えたとき、それがたしかに「サポート」だった時期があります。でもこれは、誰かが注意してカウントしないとわからないことです。その言葉の浸透に関心をもって見ていたから、そのことに気づくことができたのです。

価値を共有する意味

看護現場には様々なできごと・言動が飛び交っていて、そのなかには働く人たちの大切にしたい価値が含まれています。しかし、それに関心をもっていなければ、誰にも見えずにそこにあるにもかかわらず、気づかれずに埋もれてしまいます。あなたが何に関心をもっているのかが、価値を共有する仲間の第一歩になるのです。それは自己認識、セルフマネジメントの中核となるものです。

マリアンナのコア・ケア・キュアモデルに話を戻しますと、毎年２月に行われる研究発表会のテーマも、この体系に分類しています。それはつまり、病棟の業務だけで終わっているのではなくて、皆が実践していることはきちんと病院の理念、看護部の理念に向かって活動していますよというつながり（ベクトル）を表わしているのです。

─チームづくりに向けて─
チームの成熟度を把握しリーダーシップを変える

　チームづくりには、リーダーによるメンバーへの適切な働きかけが必要です。皆さんは、自分のチームがどのくらい成熟しているかを把握できていますか。また、成熟度に合わせたコミュニケーション、動機づけができていますか。

　図 2-19 は、チームの成熟度と、それに対する動機づけが何かを示した図です。成熟度の高い組織は協創、低い組織は命令によって動くという図です。ベクトル合わせ、価値の共有といったとき、相手の成熟度を踏まえて、どこまで介入、指示するか、どこまで任せるのかを見極めた対応が必要です。何ごとも相手を見て、相手の成長をめざすよう対応を変えていくこともリーダーや管理者には求められます。そして徐々に自己のスキルと仲間のスキルをストレッチしていくのです。

　図では、図の左寄りであるほど、リーダーの命令に依存しているメンバーを示し、右の方へ進むほど、メンバーの学習能力が高く共に組織のできごとに参画できる能力（協創できる）を備えていることを示しています[22]。

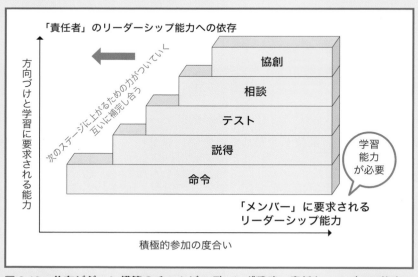

図 2-19　共有ビジョン構築のチームビルディング戦略─責任とメンバーの能力

【引用・参考文献】

1）D・A・ショーン，柳沢昌一ほか訳．省察的実践とは何か．鳳書房，2013，57，62，64．
2）陣田泰子．ナーシンググラフィカ　看護の統合と実践1　看護管理．メディカ出版．2017，54．
3）前掲2）．55．
4）P・センゲほか．フィールドブック・学習する組織「5つの能力」．柴田昌治ほか訳．日本経済新聞出版，2003，46．
5）前掲4）55-6
6）松下佳代編著．ディープアクティブラーニング．勁草書房，2015，18．
7）大串正樹．ナレッジマネジメント．医学書院，2007，191-195．
8）前掲7）61-2
9）塚本明子．動く知：フロネーシス─経験にひらかれた実践知．ゆみる出版，2008．13-5
10）P・ベナー．エキスパートナースとの対話：ベナー看護論・ナラティブス・看護倫理．早野真佐子訳，照林社，2004．174
11）P・ベナー．看護実践における専門性．医学書院，2015，29-30．
12）陣田泰子．看護現場学への招待　第2版：エキスパートは現場で育つ．医学書院，2019，99-100．
13）陣田泰子．看護現場学への招待　第1版：エキスパートは現場で育つ．医学書院，2006，78-81．
14）前掲13）．214．
15）前掲14）．215．
16）R・カッツ，ロバート・L．スキル・アプローチによる優秀な管理者への道（HBR著名論稿シリーズ）DIAMOND ハーバード・ビジネス，7（3），1982，75-91．
17）陣田泰子．"看護のマネジメント"に立ち戻ること─もぐらたたきの本質とその対処法．ナーシングビジネス，11（11），2017，28-31．
18）P・ドラッカー．マネジメント：基本と原則．上田惇生編訳．ダイヤモンド社，2001，9-10．
19）島津望．医療の質と患者満足．千倉書房，2005，41．
20）陣田泰子．看護職が経営で目指すもの．インターナショナル・ナーシングレビュー（臨時増刊号），27（3），2004，84．
21）前掲4）70-1．
22）前掲4）．278．

第**②**クール

"チームの知"の見える化

"プロフェッショナルの知"の見える化

"私の実践論（私の筋道）"をもってチームとともに
良質な看護の提供ができる

私の実践論を小脇に抱えて続ける

看護観、看護論、看護倫理の違い
① 看護観：看護についての見方、考え方

実践

② 看護論：看護の本質についての記述
看護について筋道を立てて説明する
言葉で表現＝**概念化→実践論生成へ**

更新させて
いける自分
（内省・概念化）

③ 看護理論：看護の概念を体系化したもの
論理の一貫性、学問的
看護についての主要な核心を指す専門用語

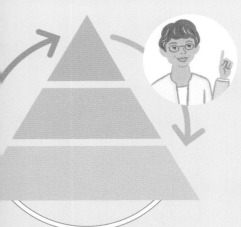

真のプロフェッショナルを目指しましょう

プロフェッショナルとはどんな人でしょうか？

　いよいよ第3クール、最終章のプロフェッショナル編に入ります。

　プロフェッショナルというと、皆さんどんなイメージをおもちでしょうか。プロフェッショナルというと、昔は山の頂上にいた人、聖職者、弁護士、医者などの選ばれた人たち、限られた人たちのことを指していました。プロフェッサーのプロフェスとは「宣言する」「神に宣言した人」という意味でした。

　しかし、ドナルド・ショーンは、現代のプロフェッションは山の上にいる人ではなく、現場でもがいている人たちだと言いました。内省するプロフェッショナルとは、実践のなかで、本当に相手に必要なことは何かを内省しながら行動する人たちのことだと言ったのです[1]。

　内省するがゆえに現場でもがいている人たち、と言われると、これはまさに看護師である私たちのことだと思いませんか。

プロフェッショナルとは「考え続け、実践し続けていく人」

　看護現場学で考えるプロフェッショナルとは、看護について認識と行動が一貫している人です。さらにその行動をきちんと表現することができる人のことです。表現するというのは、語ること、文字で残すこと、さらに言語化をしたものを整理して自分なりに筋道立てて看護についての考えを生成していくことです。それはつまり私の「看護観」を私の「実践論」まで生成していくことができるということです。看護プロフェッショナルとは、より良い看護について

常に考え（内省～概念化）、実践を通して表現していく人ということになります。「看護観」とは看護についての見方、考え方です。「実践論」になると、実践して終わりではなく、看護について筋道立てて示すことができるということです。

　第1クールで行った、忘れられない患者さんのナラティブを思い出してください。記憶している患者さんについてナラティブして書きましたが、あれは一度書いたからといってそれで完結はありません。それではいつ完結するのかというと、いつなんでしょう？　もしかしたら終わりはないのかもしれません。

　各自記入した概念化シートを見直してみましょう。そうすると新たに思い出すことや気づきがあるはずです。その気づきをはじめに書いた文字の色と変えて書き加えてください。書き加えた日付も忘れずに入れてください。

　それが終わったら、ぜひまた半年後でも1年後にも色を変えて文字（知）を追加して、日付を入れてください。それが、知が広がり、深まった日になります。このように新たに考えたりして追記したときは色を変えて書き入れて更新日も加えてください。色が増えるごとに看護の知が広がり深まったということがあとでも目で見える形になります（**図3-1**）[2]。

　シートの中に書き切れなくなってきたら、**図3-2**のようにテキストだけ抜き出して入力し、レポート形成にしてみるとよいでしょう。

　さきほども言いましたが、プロとは、看護を続けることで、それはつまり看

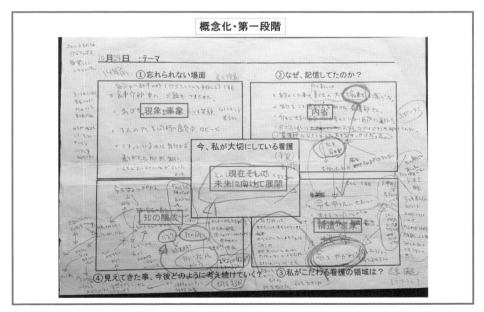

図 3-1　何度も振り返り記入する概念化シート

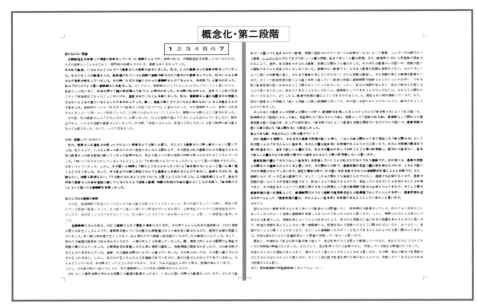

図 3-2　看護の知を広げて深めてレポート形式に転換

護について考え続けるということです。そして行動し続ける。さらに、語って書き続けるということ。終わりはないんです。プロですから……これがプロの厳しい道なのです。

　この陣田塾では、私が書くことを求めてきましたが、現場では誰が声をかけるのでしょうか。それは自分自身です。自分で自分に声をかけるんです。「あなた、これでいいの？」と自分自身に（自問自答）。

リフレクションと看護現場学

　これまでにも何度か触れましたが、最近、リフレクションという言葉をよく聞きます。これまで科学一辺倒だった医師もリフレクションという言葉を使うようになりました。ビジネス界でも、H. ミンツバーグ[3] は「マネジャーは『内省』しながら『現実的行動』を選択すべきである」と言っています。

　私たち看護師は、「リフレクション」がブームになる前からやっていましたよね。これはいい看護なのか、もっといい看護を提供するためにはどうしたらいいのか、と日常的に悩んだり喜んだりしながら、これまでもやってきていたのです。極端なことをいうと、リフレクションをしていな

い人は看護師ではないですね。そして本書でも、「リフレクション〜概念化」をくり返し学んできましたから、これからも今まで通り悩みながら考え続けていけばよいのです（図3-3）。

マネジメント・リフレクション
過去の経験を振り返る中で、
自己の固定観念に気づくプロセス

1. 自分を振り返る
2. 人間関係を振り返る
3. 行動を振り返る
4. 事業環境を振り返る

3つの視点
1. 事実と感情
2. 過去と現在
3. 自分と他人

単なる「反省」ではなく、その出来事が生じた原因を洞察し、自己の固定観念に気づき、一連の熟考を通じてより良い将来を築くための行動指針を得る行為

図3-3　マネジャーに求められるリフレクション[3]　　（文献3を元に著者改変）

キャリア発達＝年数でしょうか？

　看護師のキャリア発達とは、決して経験年数ではありません。10年過ぎたらキャリア10年です、と通常言いますが単に年数が増えてもそれがイコールキャリア発達とは限りません。

　私は認識の三段階連関理論に出会ったことで、認識に導かれた実践であることが必要であること、認識の発達が実践の質につながることを学びました。そして、看護実践の質を、認識と実践の関係性でとらえていくという看護現場学を考えつきました。

　知識を学ぶというだけではなくて、特に実践したことについて認識の三段階ののぼり・おりで、抽象化したり、具現化・具体化したり、帰納法と演繹法を使って、日常的にこのような思考で物事をとらえるようになってきました。

　認識の三段階は座学と現場をつなぐ学習法ともいえます。学校では、教室で座学のかたちで教員からレクチャーを受け、実習という名の現場に出て、受け持ち患者さんを通して生の学習をしていく。その学びをさらに理論とつなげて……と、この行ったり、きたりの連動のなかで、学生としての学びの知を広げて、深めていきます（次ページ図3-4）。

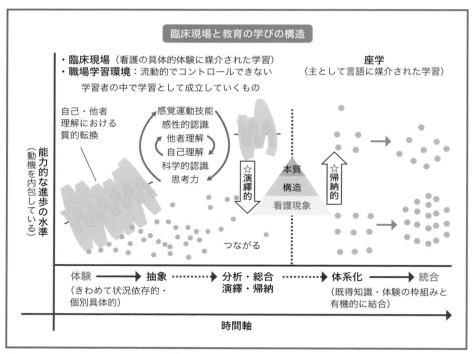

図 3-4　教室と臨床の学びの構造 [4]　　　　　　　　　　（文献 4 p.254 を元に著者改変）

　基礎教育では、主に座学で教える教員と、臨床の場で教える臨床指導者両者からの働きかけによって理論と実践を統合させていくのです。現場に出て実践できるように準備教育をしているのです。

プロフェッショナルの素地は学生時代から

　実習は座学と違って動くなかの学習ですから、教科書のようにかたちづくってきれいに順序よく出てくるわけではありません。実習指導者や臨床教授がそのためにサポートに入るのです。教員や指導者のねらいは学習の促進を図ることです。現場の指導者も、学校の教員も目指すゴールは同じ「学生の学習の促進」ということになります。

　臨床の指導者は教員と臨床例で受け持ち患者さんを決めて、その患者さんのケアを通して、学習の促進を目指し、学校の教員は主に理論を教授することで学習の促進をめざします [4]。

　ゴールが共通なのであれば、学校の教員が現場に行って 1 人でやればいいと思いませんか。患者さんがいて、状況が刻々と動く現場のなかで臨床指導者が

実習にかかわるのはなぜでしょうか。

　以前は、受け持ち患者になることを依頼すると、ほとんどの患者さんが引き受けてくれました。ノーと言う人はいませんでした。それはノーとは言えなかったのです。以前は病院のピラミッドのいちばん上にいるのが医師で、患者さんがいちばん底辺にいて弱い立場という思い込みや暗黙の前提があり、言いたいことも言えなかった時代が長く続きました。

　今は当然ながら断る患者さんも出てきました。医師と患者さんの関係も変わりました。患者さんは黙って医師の言う通りにする人ではありません。現代は病院のピラミッドのいちばん上に患者さんがいるのです。「自分のそばにいてほしいのは学生じゃなくてベテランナースだ」と思っても、昔の人はだまって「わかりました」と了承してくれました。今は多くの人が本音の部分をはっきり言う人が出てきました。学生実習の受け持ち患者になることを断る人の率はどのくらいでしょう。今は半分くらいでしょうか。

　また、学生実習の受け持ち患者として条件に合った人を探しますが、これは学校側の視点ですよね。臨床の現場なのに、実習のためにそう都合のいい患者さんをそろえるなんてことは本来無理です。学生とコミュニケーションができて病状の悪くない患者さんを、と、病院も教員も望ましい条件を求めますが、そう簡単にとりそろえられるわけがない、ということです。それが「教室」ではない、臨床現場ということです。そのようななかで学んでいくのです。実習は事前に準備して整えて順序よく学んでいくという教室スタイルの学習とは異なるのです。

学生には現場を丸ごと見せる

　昔の実習は、シーツ交換でも何でも指導者と一緒にやりながら、患者さんにかかわる場面があれば、ちょっとここ見てみる？　と声をかけてやっていました。それが新カリキュラムになって、看護は労働ではない、学問だということになって（あたり前ですが）、学習環境を整えるという方向に変わりました。目標は○○です、そのための患者さんは○○の条件に合う人を、というような話になりました。昔は患者さんを丸ごとみることができたのに、今では細かく目標が立てられ、教育の目的を達成するための実習になって、学校の教員が「そこは見せなくてもいいです」「これはやらせなくていいです」という話が出てきました。そして臨床では「それだったら先生が来てやってください」となってきた。おかしいですね。臨床の場面で、「患者さんのここだけ」という

部分だけ取り出して学ぶというのは。本来は病室で闘病している患者さんとできるだけ多くの生の体験をして、そのなかから今回の実習の目標に照らし合わせて目標につなげていけばよい話だと思います。

学生の実習に合った受け持ち患者を臨床が用意するという思考は実習という学びと矛盾しています。「丸ごとみて欲しい」と私は言いたいです。

すぐれた技を見せて、学びの促進を目指す

これから教育はどう変わっていくでしょうか。医師は6年、薬剤師も6年教育になりました。看護師も6年が必要という話があります。果たしてそうでしょうか。たしかに詰め込みすぎの現状は問題ですが、期間を長くしても、教育の方法を変えなければこれまでと同じではないかと思いますが、なかなか難しい問題です。

患者さんを丸ごとをみて、全体像をとらえて、実習したり見学したことのなかから、今回の教育目的につなげるのは教員の役目です。学生が実習に来ると、「この患者さんの病態生理は？」「そんなこともわかってないの？」「テキスト見てきて勉強してきて。理解するまでは実習できませんよ」というようなことを、臨床指導者は未だにやっていないでしょうか。これは、実習の意味を取り違えています。

「私が患者さんにケアするから、今日はあなたは見ててね。身体をちょっと押さえていることはできるわね」と言って、臨床指導者のすぐれた実践を実習

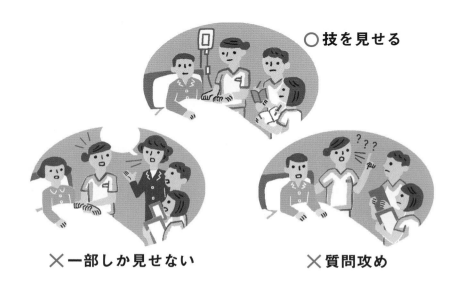

〇技を見せる

✕一部しか見せない　　　✕質問攻め

生に見せてください。以前、「実習に行くと朝から晩まで質問攻めです」と言った学生がいました。それが臨床指導者の役割だと思うのは臨床側の勘違いです。質問攻めでは実習生は萎縮します。それでは知が広がりません。

　臨床指導者には、学生にぜひ現場でのすぐれた技、豊かな経験に裏づけられた看護実践を見せてほしいと思います。「ちょっとそばで見ててね」、そして終わったらカンファレンスルームで「さっきのケア、どうだった？」と聞いてみてください。

　「患者さんは最初怖い顔をしてたけど、でも最後はすごいリラックスして安心して気持ちよさそうな顔をしてました」「患者さん、最初は不安だったんだね」「不安が軽減するようなかかわりってこういうことなんですね」というように、実践したことの意味と解釈を後で確認し合ってもらいたいのです。最終的な学びは、患者さんのケアを通して「先生が教室で言ったことって、患者さんのこれだったのだ」と理論と実践が統合できることです。大学でいうと3年生、4年生のときに教室と現場の学びが相乗効果をあげて、国家試験を無事合格して新人として現場に入っていきます。今は新卒で入職してから学び直しのような新人教育プログラムが組まれていますが、本当は学生のときにもっと現場に入って実習できるといいのですが、現状の臨床状況では難しい問題です。新型コロナウイルス感染症の状況がまさにその困難を象徴していましたが、今後さらに実習することが難しくなっていくと思います。

　それからもう1つ、実習場面で臨床指導者に求められる重要な役割は、患者さんの安全を守ることです。本当はベテランに看護してほしい患者さんが実習に協力してくれているのですから、患者さんの安全が損なわれるような状況には絶対にさせないということです。学生は患者さんのケアの責任をとることはできません。無資格者ですから。有資格者である臨床指導者が患者さんの安全を守る。手を出すべきところは手を出す。安全を守って患者さんに害を与えないというのが最も大事な役割です。

学生は想像以上によく見ている

　私はときどき学生に講義をすることがあるのですが、そのとき必ず質問することがあります。まずこんな看護師に私もなりたいな、と思える看護師が実習するなかで見つかった人手をあげてくださいと聞くと、ほとんどあがらなかったり、ごく少数です。次にこんな看護師にはなりたくないな、という人はいましたか？　と聞くと、なりたい人よりも多く手があがります。

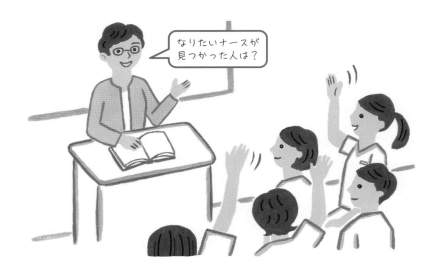

　悲しい現実ですが、これが実態ではないかと思います。働く現場は良い人だけ、という環境もなければ、悪い人だけという環境もないのです。良い条件であっても、そうでない条件であっても、反面教師であっても、すべてが学習になるような環境をつくることが学校、臨床、両者の大事な役割です。その場合には学びにつなげる「つなぎ役」が必要です。経験学習というのは、経験から学ぶ力なので、良い経験にしろ、そうでないにしろ学校の先生と臨床指導者が学習環境を整えて、たとえ学生にとってマイナスの状況があったとしても、その状況でできることがあれば、補っていく、それを学びに転換できるようにしていくのです。

　学生時代の実習の学びが、その後の自分をつくっているということが、数年経って文章化したときにはっきりする、ということもあります。くり返しになりますが、実習を取り巻く環境は年々厳しくなっています。今後、どのようになっても医学教育も看護教育も、これから先実習がなくなることはないのです。受け持ち患者さんからの貴重な学びを真の学びにするにはどうしたらいいかを今一度、考えていきたいと思います。

　学生の実習の評価は就職にも影響します。学生はいろいろなことをよく見ています。どんなに厳しくても、よい看護を目指している病棟ならば、あそこで働きたいと言います。人間関係が悪いところは学生は避けます。医師と看護師、看護師同士、医師の言うことに文句も言わずに忠実に従うだけの看護師も、それがチーム医療なのかと疑問をもって見ています。厳しいとかキツいということも見ていますが、よい看護に向かっている組織かどうかは、短い期間であっても、関心を持っていますから、学生にもわかるようです。

学生は、看護師が医師から明らかに理不尽なことを言われたとき、看護師がノーと言っているかを見ています。そのときは黙って言うことを聞いていて、あとで「しょうがないよね、あの先生はもう」と言っているようなところでは働きたくないと思って見ています。あの看護師はすごいな、こんなところで医師に意見を言っている、意見を闘わせていると、なぜ反対意見をしているのかの理由も、学生は見抜いています。

　学生に、ちょっと表現は荒いもののいつもあえて質問するのですが、「医師と看護師が言い合ってケンカしているような場面を見たことがありますか？」と聞くと、多くはないですが、たまには手があがります。看護師が医師と意見が異なるところはどういう場面なのかというと、それは「患者さんにとってそれはいいことなのか」という倫理的場面です。見ていますよ、学生は。

忘れられない患者さんについて考えたり語ったりする機会をつくる

　忘れられない患者さんを思い出すとき、学生時代の受け持ち患者を選ぶ人も多いです。それだけ学生時代は感じる力が強いということです。

　思い出す事例は成功体験だけでなく失敗体験でもどちらでもいいのです。「10年も前の心残りの事例を記憶している意味が今解けた」、という気づき、「私は今やれている」という自己効力感も、あのときの不全感を経て味わえるものなのです。

　今は残念ながら、体験を振り返るような余裕がない状況ですね。看護師長は新人の後ろ姿を見るよりもパソコンに向かって稼働率を気にしている。

　現場は、やってもやっても終わらない悪循環に陥っているかもしれません。それでもその経験のなかで、自分が1つでもやってきたこと、学んだことをベースにして、実践論を生成して文脈学習として、看護を続けていくうえでのこだわりを自分で探究していくのがプロです。そしてこれが専門職としての自立・自律だと思います。

　毎日でなくても、年に1回でもこのようなことをしっかり味わえれば困難ななかでも私たちはまた進んでいけるのです。特に管理職は、看護している実感が得られるような研修とは違った、思いを出し合ったり伝えられるような機会をつくっていくことも、今の時代だからこそ必要になると思います。

看護現場学と P. ベナーの看護論

　私が提唱する看護現場学は、次ページ図3-5のように①ヒューマンヘルスケアサービス、②科学と非科学、③演繹的アプローチと帰納的アプローチ、④コンテキスト・ラーニング（文脈学習）の4つの理論を基盤にして生成されています[5]。そのなかの②の科学と非科学のところにベナー看護論があります。P. ベナーは看護理論家のなかでもその理論構築において、質的帰納的研究方法によって看護論を生成しています。他の看護理論家のなかで唯一と言ってよいほどほかの理論家と異なる理論生成をしています。ほかの理論家は既存の概念をもとに理論を構築していますが、ベナーは「臨床状況は多様で流動的であり、理論的根拠をもって説明できるものよりもはるかに複雑である。卓越した実践と知識は常に臨床実践から紡ぎ出されている。手つかずの看護の知識の源泉は、臨床状況に埋もれている」と言っています[7]。ベナーの研究は、臨床現場のエキスパートナースの実態の参加観察やインタビューによりつくられたものです。

　次ページ表3-1は、P. ベナーの看護実践習熟度の5段階を示したものです。初心者からスタートして、2～3年で一人前、5～6年で中堅、10年以上で達人レベルに到達します。指導と学習方法には段階ごとに違いがあり、初心者レベルではガイドライン。これはマニュアル等のことで、一般属性等のわかりやすい数字や値によって示されたものを意味します。

　4段階目の中堅レベルになると、状況把握能力が要求される事例研究がよいと記されています。つまり、この段階になると一般属性等のルールや原則等ではなく、動いている複雑系の全体をつかんでいくことが要求されるのです。まさにそれは事例を通して、動いている状況のなかで個別に異なる患者さんにとってより良いケアをどのように提供するか、という帰納的アプローチで考えていくということです。

　そして5段階目、達人レベルになると数量的な評価だけでなく、質的、解釈的アプローチによって評価されます。これは意味づけのことですね。個々の事例について解釈して意味づけできる力、概念化能力が必要になる段階です。看護現場学は看護師が経験を経て、この段階に向かっていくための現場での学び方、即ち看護経験の概念化の方法論ということができます。

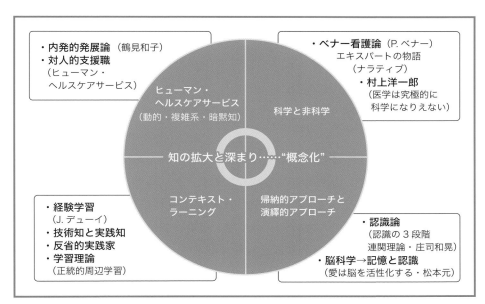

図 3-5　現場学の構造（理論と実践の統合）　（文献 6 p.124 を元に著者作成）

表 3-1　看護実践の習熟度レベルの特徴と指導と学習（P. ベナー）

		指導と学習
1 段階 （初心者レベル）	・状況に適切な対応をするための実践経験がない ・客観的属性から状況を学ぶ ・状況の前後関係を必要としない原則を学ぶ ・原則通りの行動で柔軟性に欠ける	ガイドライン ↓ 属性＋局面 双方を踏まえた行動決定の原則 （経験に基づく意味ある内容を伴った指針がガイドライン） ・臨床現場の支援が必要
2 段階 （新人レベル）	・「繰り返し生じる重要な状況要素」に気づく程度の状況を経験したレベル ・「状況の局面」には経験によってのみ認識できる総合的、全体的な特徴がある	
3 段階 （一人前レベル）	・2 ～ 3 年同じ所で働いた看護師の典型 ・「言われて行う」から、計画を立てて看護するようになる ・ある技能とレベルに達成した自信と、臨床での不測の事態に対応し、管理する能力を持っている	・たいへんな努力の末にようやく臨床の世界が整理されて見えてくる段階→多様で複雑なケアを計画し調整する練習等のシミュレーションなどが役に立つ
4 段階 （中堅レベル）	・類似の科を 3 ～ 5 年経験した看護師 ・ある状況下で起こりうる典型的な事態と、それらにどう計画を修正すべきか、を経験から習得する（大局観） ・考慮する選択肢を少数に絞り問題の核心部分に焦点を当てる	・状況把握能力が要求される事例研究がよい ・中堅レベル看護師には帰納的に教えるのがもっとも効果的
5 段階 （達人レベル）	・自分の状況把握を行動に結びつけるのに分析的な原則には頼らない ・膨大な経験によって状況を直感的に把握して問題領域に的を絞る	・達人レベルの業務の評価は数量的基準以外に「解釈的アプローチ」と質的評価を加えなければならない ・達人の仕事ぶりを系統的に記録する

（文献 7 p.17-29 を元に著者作成）

あなた自身の看護の行動指針をもとう

これも P. ベナーですが、エキスパートは「ケアリング」「クリニカルジャッジメント」「エシックス」、この 3 つの能力をもっているといっています（図 3-6）[8]。

ケアリングというのは互いの気遣いのことです。対人関係構築能力、人と関わる能力、ヒューマンスキルがここに入ります。クリニカルジャッジメントは臨床判断力、瞬時に患者さんの変化に気づいて対応できる力のことです。エシックスは、倫理です。このエシックスは、現場の価値を共有すること、つまり仲間同士の経験学習で培われると言っています。ベナーが強調しているのは、このエシックスは教室で理論を学んだから身につくのではないということです。常に患者さんの最善について考え行動していく姿勢、これはテキストで学ぶのではなくて、仕事をしながら実践を通して培われるものであると言っているのです。

このベナーの言葉を看護現場学で考えていくと「患者さんの最善を目指す」という認識をもつ、基準をもつということとなり、認識の三段階のいちばん上にある本質にあたります。本質が自分のなかで明確になってくると、それが実践行動の基準になり、このセンサーが働いて、「これは進んでいいよ」「これはまずいぞ」ということを自分でチェックできます。これがいわゆる信念、自分のポリシーであり、私の思考と行動を、私自身が上から見ているというメタ認知の機能を果たすものになります。

この思考と行動の「自分のなかの基準」が、今行った看護はやはり不足していたとか、もっと患者さんにふさわしい看護をするためにどのようにしたらよいのだろう、という「次へ向かうための行動指針」となります。そしてこの行動指針に沿った看護ができた、あるいはできなかったと心に残り、忘れられない患者さんの記憶となって刻まれていくのです。

●ケアリング：気遣い

●クリニカルジャッジメント：臨床判断力

●エシックス：患者にとって　よい　ことしかしない

> 実践共同体の経験学習によって培われる

図 3-6　エキスパートの看護師の 3 つの能力

あなたの「看護実践論」を生成し育てよう！

　自分のなかの基準、ルールがはっきりしてきたら、ぜひそれを「私の実践論」に育て上げてください。皆さん自身のオリジナルの「実践論」として生成してほしいのです。看護観というのは、学生でも、実習をして看護に携わったら看護について考えをもつことはできます。極端に言えば、自分の勝手な思いでもいいのです。

　でも、皆さんはエキスパート、つまりプロフェッショナルですから、「私はこう思う」というだけでなく、筋道立てて自身の考える看護の本質について言えるようになってほしいのです。

　陣田塾では、主に認識の三段階の下から上に向かう帰納法の筋道で、大切にしている看護の本質が何かを明らかにしてきました。これが看護実践の概念化プロセスです。それをさらに、「私の実践論」として自分のスピリッツ、信念のレベルまで筋道だてて精錬していってほしいのです。

看護観から看護論へ〜掘り起こし、生成し学び直し、更新を続ける

　スピリッツ、信念のレベルまで到達したとして、それを何がなんでも絶対に守り続けるのかというと、そうではありません。それではただの頑固者です。

　スピリッツが見えてきたあとも、新しい経験や様々な学びの機会を得て学び続けていくと、「あのときこう思ったのに」という揺れが生じます。揺れがこないのは過去のできごとや成功体験等にとらわれているからです。

　ここで、信念がない人は大揺れしてしまうのですが、信念がある場合は、小さな揺れだったり「揺り戻し」がおきたりします。今までこう思っていたけど、もしかしたら違うかもしれない、また、それまでの信念も少し修正したほうがいいかもしれない、ということが出てきます。

　私も、ALSの患者さんの記憶から導き出したことは、「人間はよりよく生きたい動物だ」という考えでした。ただ、困難な状態でも生きたいと思えるまでに3年かかる人、10年かかる人がいる、でも必ず生きたい動物だと経験を通して信じてきました。

　時代の変化とともに自己決定権のもとに呼吸器をつける、つけないの判断をするケースも出てきました。今は死にたいと思っていても、10年後に生きた

いに変わるかもしれない、そこに働きかけるのが看護なんだから、呼吸器をつけて思いが変わるまで看護を続けるんだ、そのことがよいことと思っていました。あるとき、「尊厳ある死」という陣田塾の参加者の事例を聞いて、生きるか死ぬかを選んで、尊厳をもって呼吸器をつけないという生き方も、つける、つけないを越えた延長線上にあると考えるようになりました。それでもやはり90％は、生きたいという人間の本能を社会のシステム、看護のシステムでサポートできるようにしていくのが生から死までを支援する専門職なのではないかと思っています。これは、白・黒では決めることのできない深い問題です。考え続けていくテーマです。

　この看護現場学の方法は、忙しい現場でも続けられるシンプルで看護師がなじみやすい方法、ということで考えてきました。何十年もの経験から自分が導き出す看護実践論なので、そう簡単にできるものではないと思います。まずは記憶の片鱗から出たものを、書きたくなったことから書いていくという方法で始めてください。最初から誰かの理論をもとに考えていくのではなく、まずは自らの体験（現象）の記憶をたどって、書くというよりは描くように浮んできたことを書きとめてみてください。読み手が、他者が、指導者が何を求めているかは関係ないのです。相手の要望に沿って書いても本音にはなりません。それで書き上げても少しもおもしろくありません。自分の体験、記憶としっかり向き合って、見えたこと、感じたこと、気づいたこと、考えたことをまずは自分の言葉で言語化していくことです。

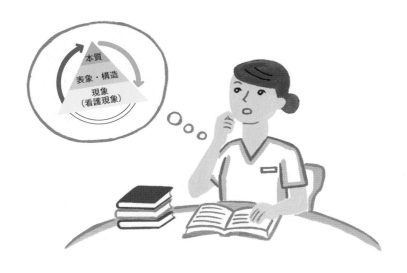

言語化が認識を鍛える

　図3-7は認識の三段階の看護への応用形です。これまでは、三段階の下から、現象、構造、本質とたどってきましたが、表現を変えると、いちばん下段は現象・事象、そこから上段の抽象に向かって、途中は半抽象、いちばん上が抽象化された理論・法則・概念等、となります。

　抽象的な次元では、実際にあったこと全部は表現できないので省き（捨象）、重要なことを、端的に表現することになります。概念化して言語にする、そしてナラティブ（語る）ということは具体的なできごとを各自の思いや考えを含めて語るということです。ワークでは皆さんは抽象的段階からいったん下におりて実際の現象・事象に立ってナラティブストーリーとして伝えているということです。

　これまで学んできたように、現象・具象のレベルには多くのできごとがあります。実は、認識の三段階の核心になるのはこの具象・現象のレベルです。そして、半抽象とは現象を要約した言葉で表現するという段階で、とらえた現象にネーミングしてラベリングするということになります。現場はいわば現象の海です。そのさまざまな現象についてふさわしい言語で表現できると、さらに次の次元に進み、考えの塊としての理論、理性的認識へと構築されていきます。

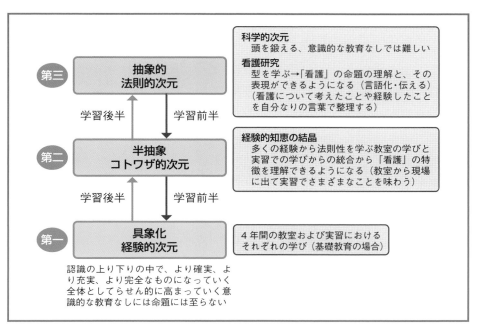

図 3-7　現認識の三段階と看護教育の段階

これが抽象化のプロセス、概念化であり臨床現場の学習プロセスになります。

　現場で起きていることは言葉にしにくいのですが、それを表現したのが言語化です。たとえば看護記録は、現象・具象を半抽象、抽象的の次元に転換していく過程といえます。こんなことが起きて、患者さんはこう感じていて、だから私はこうやって、患者さんはこう変わっていったということを文字で残して記録物にしていくのです。そして、カンファレンスで教員が意味づけるのは教育目的や理論と照らし合わせる等、上から下に行き、認識ののぼりおりにより思考を広げたり深めていくのです。

　認識の三段階の原理は難しいのですが、頭のなかに認識の三段階を落とし込むことができると、発生しているできごとの筋道がみえ本質に行きつくことができます。

教育を認識の三段階で組み立てる

　教育方法を三段階で考えると、**図 3-8** になります。いちばん下が感覚的指導、「ちょっと見て」のレベルです。そして真ん中が表象的指導、最後が言語で説明できる段階で、概念的指導となります。この三段階を、相手の段階や教育の進度に応じて使い分けて指導していくということが教育的関わりであり指導となります。

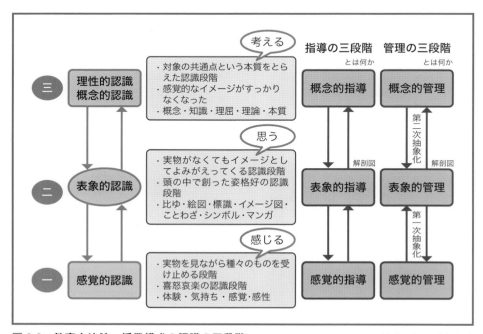

図 3-8　教育方法論―授業構成の認識の三段階　　　　　　　　（文献 9 を元に著者改変）

実習も臨床実践も、まず感じて、次に思って、考えるという構図になります。そして、まずは現場で起きていることをしっかり感じるということが大事です。感じる、思う、考える、の三段階へ認識を発展させて整えていくことが大切です。

管理を認識の三段階でとらえる

次に看護管理を認識の三段階で表すと図 3-8 の向かって右端のようになります。感覚的管理、表象的管理、概念的管理、さてあなたはどこに位置しているのでしょう。

看護の現場は、年齢や疾病、回復の状況もさまざまです。日々予想していないことも発生してきます。まさに〈動的・複雑系〉の現場です。そのような流動的な仕事場でリーダーやマネジャーは問題解決しながらマネジメントしています。かつてはゆっくり丁寧に患者さんとかかわる時間もありましたが、DPC 以降はスピードのなかで気ぜわしく毎日が過ぎています。この段階は図 3-8 にある「感覚的管理」になっています。一つひとつとにかく終わるようにしているのです。もぐらたたき状態になっているとも言えます。看護師たちが嘆くときに「事務的になってしまって……」と表現するのはこの段階です。そんな状態から「今、私たちは何をしているのだろう？」と自問自答し、第 2クール p.88〈突然の欠勤者、どう対応しますか〉で考えたように「直前に電話してくるなんて……」と感情レベル「感性的認識」の受け止めから「患者さんに影響を与えないように看護師の配置をどうしたらいいのだろう」と考え、「欠員のなかでも質を低下させないための方策を考える」、今人的資源管理（人事管理）をしている、と名前をつけることにより「表象的認識・表象的管理」と行っていることをマネジメントとして自覚することができます。そして、質の保証をするために今悩み考えていることが（目的）明確になり、「概念的管理」へと変化していきます。〈業務になっている……〉という嘆きから、「私はいま、大事な看護管理をしている……」と納得することができます。

経験学習による学び——
再認識～再実践への認識の進化発展過程

知識をもっている講師から知識を受けるというのが従来型の知識注入学習、それは理論学習中心でした。もちろんそれも大事ですが、仕事から学ぶ、という動的・複雑系の現場の学び方として成人学習の重要性が問われています[10]。

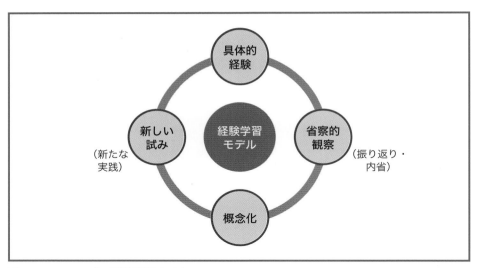

図 3-9　D. コルブの経験学習サイクル

つまり学び方も、演繹法から帰納法へと変わってきています。

　図 3-9 は D. コルブの経験学習サイクルです。ここでは、具体的経験と、省察的振り返りと観察・内省、抽象化、概念化、新たな実践へとつながっていきます。新たな気づきがあって（再認識）、今度はこうしよう（再実践）という新たな実践となります。

　看護現場学で考えると、認識が実践を動かすので、「あ、前と違ってこんなことがあるのだ」というのが再認識。そうするといつも実践していた行動が再実践になります。これが進化発展です。10 年続けば目をつぶってもできるようになるかもしれませんが、ただやっているだけでは業務のくり返しで終わってしまいます。行動・実践の質が変わるのは再認識があってこそなのです。

　現場のスタッフが、研修に行って戻ってきたら何かちょっと変わったね、というようなことがあるかもしれません。それは、刺激を受けて頭のなかの認識が変わったというサインです。何かはっと気づいたことがあって、ちょっぴり行動が変化しているのかもしれません。関心をもって相手を見て、その変化をフィードバックしてみてください。

知をそぎ落としてシンプルな言葉で表現

　「忘れられない患者さん」の概念化ワークシートから 118 ページ図 3-2 のようなレポートに変えて、知を紡いで全体像に近くなってきたので、さらに、広げて深め

たところから、今度は詳細をそぎ落としてポイントに要約していくワークをします。

第1、2クールでやったワークを思い出してほしいのですが、最初は個人ワーク、個人で記述しました。そして次は、仲間と語り合うということでチームで知を広げてきました。自分1人でも知を広げていくことはできますが、価値を共有する仲間とコミュニケーションをとりながら相互作用することで知がさらに広がることを経験しました。

そしてこれからは、広がった知をそぎ落としてかたまり（概念）にするワークをします。ことわざでも川柳でも短歌でも何でもいいです。細かいことをそぎ落して大事な部分のみ言葉で残していく、自分の座右の銘としておいておけるようなシンボル言葉をつくっていきます。

私はある ALS（アミトロ＝筋萎縮性側索硬化症）の患者さんの看護について、折に触れて語っています。それは私の忘れられない患者さんの定番の語りなのです。

昭和50年代の話です。病院に初めて ALS の患者さんが入院してきました。自力で歩いて入院してきましたが徐々に悪化し、寝たきりになり食事は経管栄養になり、その後気管切開しました。夜間呼吸停止し人工呼吸器の装着となり、その後は文字盤を使ってのコミュニケーションとなりました。文字盤で訴える言葉は"死にたい"一色になりました。何とかできることはないだろうかとある看護師の発案で考えたのが俳句でした。まばたきのコミュニケーションでは詳細なことは伝えきれません。俳句なら 5-7-5 の短い文のなかに気持ちが込められます。それは ALS 特有の最後まで残る力、まばたきと薄れない意識を使ってできると看護師たちが考えたからでした。

その患者さんがつくった俳句です。「こまネズミ　よくぞ働く　8南」第一作は病棟の看護師たちの働きぶりを詠んだものでした。その後、病状を問う看護師に「死にたい……」と言い続けた患者さんが、ある看護師に「辛くても生きていたい」とまばたきで応えたのです。

患者さんは3年の闘病を経て亡くなりました。最後の俳句は「まごむすめ　数える姿　いじらしい」でした。お正月前に面会に来たお孫さんが、あといくつでお正月がくると数えているその様子を詠んだものです。私はこのストーリーを通して①「死にたい……」という患者さんの気持は必ず変化する、②看護師もまた患者さんの看護を通して変化（成長）していく、③どのようになっても最後まで患者さんを支える看護を考える。この3つをナラティブストーリーを通して伝えています。

あるとき、川島みどり先生の臨床看護学研究所の研修生にこの講義をしまし

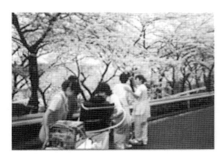

ALS患者さんと看護師たちの梅の花見

アミトロの　看護原点発火して　エキスパートの　道を拓けり

こもれびの　時の流れと場を通し　看護の真実　熱く語りし

個としての　看護体験　概念化　桜の色の　心の風景

図 3-10　川島みどり先生からの短歌

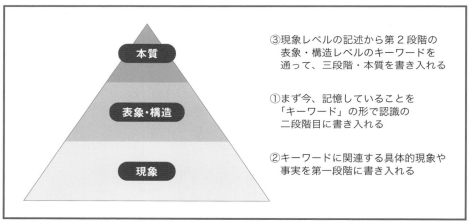

本質

表象・構造

現象

③現象レベルの記述から第2段階の
　表象・構造レベルのキーワードを
　通って、三段階・本質を書き入れる

①まず今、記憶していることを
　「キーワード」の形で認識の
　二段階目に書き入れる

②キーワードに関連する具体的現象や
　事実を第一段階に書き入れる

図 3-11　認識の筋トレ

た。その終わりに川島先生がコメントの代わりに短歌を詠んでくれました（**図 3-10**）。ポイントがギュッと詰まって表現されています。まさに表象の作です。感動しました。

　さて、知をつむいで広げて、さらにそぎ落としていく作業です。まずは忘れられない患者さんの看護のキーワードを考えるところから始めてみましょう。キーワード化による「認識の筋トレ」です。筋肉は使わないと衰えます。認識も同じです。使わないと広がりや深まりはおきません。このようなトレーニングを研修の前に行っています（**図 3-11**）。

これからの看護

　最後に、皆さんに送りたい言葉は、社会のなかのスーパージェネラリストであれ、ということです。これから、日本の経済成長も停滞していき、頭打ちとなり、国民全体が歳をとり老いていくなかで、それでも精一杯生きていくことを可能にする社会のシステムとして存在するのが私たち看護師だと思います。

　命、人生、生活、つまり人間全体をサポートする、それは、「スーパージェネラリスト」という言葉がぴったりするのではないか、と私はひそかに思っています。この表現は田坂広志さんが使っていた言葉です[11]。高齢化というのはただ歳をとるのではない、いくつもの病をもった人が老いて長生きする時代になっているということです。脳卒中の後遺症のある人、呼吸器の疾患の方が80歳、90歳と生きていく。その人たちを支えるとき、体全体のことを知っているというのは強みになります。身体のメカニズム全体について学んでいるのは医師と看護師です。看護師の2大業務、療養上の世話と診療の補助を行うとき、フィジカルを知っている専門職こそが心身のスーパージェネラリストであり、それを強みにした看護職であれ、ということです。

　イギリスでは看護師が運営する診療所があり、アメリカでは在宅、訪問看護、高齢者施設では看護師が施設長になれる時代です。この先さまざまなかたちで日本がこの現象に対応していくとき、看護師という社会資源が必要不可欠であることは新型コロナウイルス感染症を通してすでに認識されていることです。

　地域が主体的に取り組むコミュニティケアの担い手として期待されるのが看護師です。

社会的共通資本としての看護

　宇沢弘文さんという経済学者が提唱した『社会的共通資本』という考え方があります[12]。企業の利益とは異なる社会にとって必要な共通資本がある、このなかに医療がまさにそれであるということです。市場原理のもとで、DPCは導入されましたが、そもそも、医療や教育は市場原理によって動いていくものではないという考えが、社会的共通資本です。

　看護師は21世紀の社会サービス、組織のなかでキーパーソンとして存在していくことを求められているのです。看護とは、人びとの希望と未来をデザインする仕事だということを、最後にお伝えしたいと思います。

コーチングアワセルブズ（coaching ourselves）

①H. ミンツバーグの創設した方法
②ミドルマネジャーの育成方法～組織開発を行うプログラム
③ミドルマネジャーが集い、自らの経験を分かち合い、マネ
　ジャーと組織の行動変容をもたらす経験学習方法である。

1
・マネジメントハプニングス：10 ～ 15 分程度
・最近のマネジメント上のできごとを語り合う

2
・トピックスにもとづく内省と対話―知の相互作用（60 分以内）
・各自の経験を内省し、気づきを共有、互いに交流

3
・学んだことの共有と交換（7 ～ 8 分）
・マネジメントに照らし合わせ「看護の知を広げ、深める」

合計：30～70 分程度

コーチングアワセルブズの進め方

人材育成等・上司・タテヨコの関係性構築について
内省しながら互いに学び合う

| 語る、傾聴する、意見を交わす（ファシリテーションの基本を理解し、行動できる） | 組織における自己の立ち位置や役割を見つめ直す→自己のマネジメントスタイルを知る | ビジョンをもって変革に向かうマインドとスキルを身につける |

図 3-12　コーチングアワセルブズの方法　　（文献 13 を元に著者作成）

　私は第 1 ～ 3 クールにわたり皆さんに看護現場学をお伝えしてきましたが、予定通りに進まなかったことが多々ありました。それは、皆さんの知が広がり深まったため、計画通りにはいかなかったということです。これはとてもうれしいことで、予定通りにいくような授業や研修をしたくないと私は常々思っています。皆さんの知が動いて、その動いた知をいかにより私との相互作用によって深めていくことができるのか、時に予定していた方法を変えたりする場面が何回もありました。

　大事なことは、皆さんの今の職場もそのようにすることです。知が広がり、深まる職場にすることです。看護については喧々諤々、言いたいことを言い合えるという組織づくり、それは価値を共有した仲間たちとともに進めていくなかで実現できることです。前述した H. ミンツバーグは「コーチングアワセルブズ（coaching ourselves）」と言って職場で仲間同志がコーチングし合って学んでいく方法とその重要性について書いています（**図 3-12**）。職場こそ「学び

の教室」なのです。ぜひ、自分自身と仲間の認識をのぼり・おりさせながら再実践をくり返していけるプロフェッショナルであってほしいと思います。「私の看護実践論」を小脇に抱えて進んでいきましょう。

AI にはできない看護

ワークシフトという本が一時期ブームになりました[14]。人生100年の時代です。AI（人工知能）にとって変わられる仕事と生き残る仕事が話題になりました。形式知のような数字や筋道明快な知はAIが最も得意とするところです。感情、感性、表わしにくい暗黙知は、むしろAIは苦手な領域です。未来で重要になる専門技能、ここにもしっかり看護は入っています（図3-13）。

そして今、人びとを悩ませている新型コロナウイルス感染症の拡大。ここにおいても、あらゆる層の様々な状況の人間に幅広く対応する看護の知が、これ

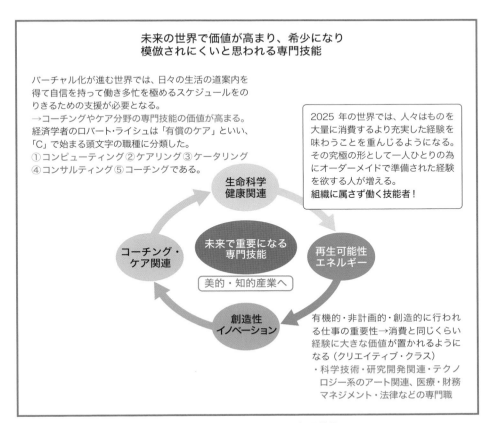

図 3-13　AI にとって替わることができないと思われる専門技能

（L・グラットン．ワーク・シフト．池村千秋訳．プレジデント社．2012．253-62 を元に著者改変）

ほど社会のなかで表現された時代はかつてなかったと言ってもいいのではないでしょうか。

しかし肝心の私たち自身がそのことを認識して行動しているのかと問われれば、胸を張って答えられる状況には至っていません。

看護現場学は、そんな自分自身の気づかない、あたり前の認識と行動（実践）にしっかり目を向けて再認識すること、その再認識を行動につなげて再実践を続けていく頼もしい仲間たちの学び方なのです。

キャリア開発—実践編（ナレッジ交換会）

語りを重ねて、看護の知を共有していく —個からチーム、組織へ、そして社会へ—

マリアンナでは、「ナレッジ交換会」という、看護の知を見える化する取り組みを行いました。各病棟から、「すご技」をもった人を推薦、自薦を経て、その人のところに人材活用委員会のメンバーが出向き、「推薦されましたので、あなたの看護を話していただけますか」と訪ねてきます。

すると、最初の反応はほぼ同じです。「何で私が選ばれたんですか、私はそんな特別なことはしてませんよ」。

そこで「でもちょっとだけでもいいから話を聞かせてください」と1、2回〜4、5回面接をお願いして、パワーポイントを使って発表するところまで支援します。平成14、15年頃はまだパワーポイントを使えない人もいましたから、発表できるところまで、委員のメンバーがサポートすることも多かったです。

そうして当日は、大きな部屋では本人もちゅうちょするので、40〜50人程度の部屋でナレッジ交換会を行いました。

「急変対応が的確」と推薦された看護師の語り

ある年、救命センターの看護師が推薦されました。急変対応が優れているということで周りの看護師から推薦されました。

彼は記憶に残る事例を2つあげました。1つ目の事例は、救急外来だったときに、90歳を過ぎた女性が心停止状態で救急搬送された事例でした。ホットラインで連絡がきて、もうこれはちょっと回復は無理ではないかと皆が思って

いたところ、心拍が戻り、ICU に入院となりました。かなり重篤でしたが、92歳のご主人がどうしても付き添いたいと言ってきました。付き添いは必要ないのですと説明しても、どうしても付き添いたいと言う。高齢でもあるし看護師も困ってしまい、通常は付き添いは許可していないのですがと伝えながらも、昼間短時間だけ無理しないようと話して付き添うことになりました。夫は来るたびに手をさすったり髪をとかしたりして献身的に看ていましたが、残念ながらその女性は、とうとう意識が戻ることもなく、1週間くらいで亡くなりました。

最後のお見送りのとき、看護師や医師が並んでいると、そのご主人がこう言われたそうです。「本当に皆さん、ありがとうございました。私はもし救急車で運ばれてあのまま妻が亡くなっていたとしたら、これからの人生は後悔の人生になるところでした。私は長い間会社人間で、子供や妻のことをこれまで顧みてこなかった。あの1週間、これまでやったことのないことをさせてもらいました。本当にありがとうございました」。

救命対応がよいと仲間から言われているこの看護師の心に残ったのは、意識が戻ることなく1週間で亡くなった患者さんのことだったのです。なぜスタッフはルールを変えてまで家族の付き添いを認めたのか、行動はとったもののその意味についてはまだ明確になっていないようでした。

ナレッジ交換会の最後に、推薦した救命センターの仲間と一緒に写真を撮っていました。あとで私も写真を見せてもらいましたが、この写真撮影の意味はとても重要だ、と思いました。

そして私は後日、救命センターに出向いて、またその看護師に聞きました。「あなたは、急変対応がすぐれていると言われているのだけど、あなたは何を大事に看護してきていたのかしら」。

彼は「それは患者への対応と家族かな」と答えました。そして、「でも救命センターでは、家族看護は十分にやれていないんです。家族看護ができてないのですよ」と言いました。

私は、今度研修のときに私の講義があるので、ナレッジ交換会で話したことをまったく同じでよいのでもう一回語ってほしいと頼みました。

急変対応のときに大切にした看護とは

研修当日、彼に再びナラティブしてもらいました。

ナレッジ交換会のとき、「救命センターは家族看護を十分にできてないんで

すよ」と言っていた彼は、その後、院内の交換研修で家族看護が学べる精神科病棟に行ったり、外部の家族看護の研修にも2週間行ったそうです。

　私は、質問をしました。「ねえ、家族看護って何？　救命では家族看護できてないって言ったけど救命センターの家族看護って何なの？」。

　「救命センターに来た家族は、何をいちばん願っているの？　命を助けてほしいってことでしょ、そして、あなたがたは命を一生懸命助けているのでしょう？　それって家族がいちばん願っていることだから、家族看護じゃないの？」。

　家族のいちばんの望みは、救急搬送された患者さんを何とか助けてほしい、ということです。そうであれば、看護師たちが必死で救命処置をしていることは、救命センターにおけるいちばんの家族看護なのではないでしょうか。

　そう言うと、「はあ……」と言っていました。

　「家族看護」というこれまでの思い、つまり前提が広がったでしょうか。事例では、92歳のご主人は、妻である患者さんは亡くなってしまったけれど、看護師の対応に感謝し、自分は夫としてやれるだけのことはやったと思うことができた、ということです。やれることをやったと思えて、その後の人生を送るか、後悔の人生になるのか、その後を生きていく夫の人生に大きく影響を与えることになるのです。

　そしてナレッジ交換会での集合写真に写っている価値についても聞きました。発表者を真ん中にしたほかのメンバーが一緒に写っている写真です。救命センターでの急変対応であれば、ほかにもっとスキルのすぐれた人がいたかもしれません。しかし、仲間は急変対応がすぐれているとしてこの看護師をナレッジ交換会に選んだのです。すばやい処置だけでなくて、家族にも目を向けた看護、それは救命センターの看護師たちの看護の価値がどこにあるのかも示しています。その価値を大切にした発表者の事例と、その発表者を推薦したチームの価値の共有が写っている集合写真だと私には思えました。

　その後も彼にはお願いして何度か語ってもらいました。そのなかで家族看護について「家族看護はやれていないように思っていたけど、そうじゃなかったってことが見えてきました」と話していました。今は認定看護師になって活躍しています。

気づかない価値を可視化して自己や仲間と共有する

　語りを何度もくり返すなかで、発表者自身が大切にしている価値が明確になり、そして実はチームの価値として共有していたことも明確になってきまし

た。最初のうちは、発表者自身が「患者さん1人のことだけしか見てなかったが、家族の一員としてのその人なんだ、つながってる人がいるんだ」ということに気づいていました。家族という大事な存在に関心をもっていたという自覚がなかったのですが、何度もくり返し対話をしてフィードバックすることで、気づきを促したことになったのです。

　とてもよい看護をしているのに、自分たちは気づいていない、ということが現場にはよくあります。「すごいことをしてるよね」ということをリーダーがスタッフにどれだけフィードバックしていけるかがカギになります。日頃、どんな看護をやっているかを見たり聞いたり話したりする機会がなければ、フィードバックしようにも材料がありません。だからこそ、伝えにきてくれたり、届けてくれたりするチーム間の双方向コミュニケーションが大事になります。

人間センサーとしての看護師

　彼のもう1つのナラティブストーリーです。

　脳梗塞を起こした認知症の患者さんが入院していました。入院5日目の夜、不穏状態で騒ぎました。前日までと同じように、指示の出ている睡眠剤を投与しました。いつもは落ち着いて眠りにつくのにこの日は落ち着かず、また点滴ラインをはずしそうになりました。「肩が痛い、点滴をはずしてくれ」と訴えます。バイタルは異常ありません。

　看護師は医師に電話をしました。「指示の睡眠剤を飲ませても入眠しません」。医師は、「バイタルはどうだ？」「バイタルは異常ありません」「じゃあ様子見といて」と言われました。

　彼は、今日はいつもと何か違うと思い、モニターに異常も出現していなかったけれど医師に電話したのです。医師はバイタルの質問をして電話を切りかけました。しかし彼はどうしても「いつもと何か違う」と思い、電話を切らず粘ったようでした。すると、医師は「じゃあ、あとで行くから」とようやくその言葉があったそうです。

　そして医師が来て、心電図をとったところ、心筋梗塞の波形が出ました。当直の循環器の医師に連絡をして、すぐ手術したほうがいいということになり、緊急手術が行われました。その後はハートセンターに移り、元気になって退院されたそうです。

　その後、先生から何か言われたのかと彼にたずねると、「良かったな」、それだけだったそうです。当たり前の看護は当然として、医師も看護師も「もっと

看護師とは

24時間・365日、患者のもっとも身近なベッドサイドで、

● 変化する病態をモニターし

● 必要があれば医師に早期警告し

● 早期介入、早期予防をする人である。

看護師の存在そのものがシステムである。

図 3-14　認識の三段階

何かしなくては……」と足りない問題に目が行きます。看護師は以前の患者の様子と比べて観察、分析、判断して「何か変だ…いつもと違う」という、まさに暗黙知を感じていたのです。

　患者さんが肩が痛いと訴えたのは、心筋梗塞の前兆で、すでに痛みがあったのでしょう。何か変だぞと感じる力。医師も看護師も、バイタルサインの変化の前の看護師がこういう能力をもっていることはわかっているのですが、看護師は変化を見逃さず、早期発見につなげたのは自分たちだとは思っていないのです。鋭い観察により異常の早期発見、看護師にとってはごくあたり前のことなのです（図 3-14）。

　この事例では、看護師が変化を見逃さず、そして医師との電話を病室に診に来ると言うまで切らなかったという行為が、早期発見につながりました。こういう意味づけをしないと、お互いに「良かったです」というだけで終わってしまいます。日常はこのようなことが多くあるはずです。

　この事例を話したあと、発表者は「陣田さんがいつも言っていたベナーの言葉を思い出しました。看護師の存在そのものがモニターだ、という意味がわかりました」と言っていました。P.ベナーは「早期警告をするシステムとしてのナースの役割」について「看護師は、早期警告のシグナルという役目をおっている。警戒心を怠らない看護師が患者の安全を守る最前線に立つ」と言っています。日常のあたり前の行為が、実は看護の重要な役割を果たしているということに、もっと私たち自身が気づくべきです [15]。

【引用・参考文献】

1）D・A・ショーン．省察的実践とは何か—プロフェッショナルの行為と思考．柳沢昌一他翻訳．鳳書房，2007．
2）陣田泰子．コロナの時代の看護—看護の知の発見と創造を育む現場．看護実践の科学，45（9），2020，43-53．
3）P・レニール，重光直之．ミンツバーグ教授のマネジャーの学校．ダイヤモンド社．2011，59-60，64．
4）中西睦子．臨床教育論．ゆみる出版，1983，254．
5）前掲．2クール　11）
6）陣田泰子．看護現場学への招待 第2版．医学書院，2019，124．
7）P・ベナー．ベナー看護論・新訳版：初心者から達人へ．井部俊子訳．医学書院，2005．17-29
8）P・ベナー．エキスパートナースとの対話：ベナー看護論・ナラティブス・看護倫理．早野真佐子訳，照林社，2004．
9）植垣一彦．論理学：認識論 認識の「三段階」とその活用．平成26年度神奈川県立保健福祉大学実践教育センター．教員・教育担当者養成課程講義資料．
10）S・B・メリアム他．成人期の学習—理論と実践．立田慶裕，三輪建二監訳．鳳書房，2005．263，311
11）田坂広志．知性を磨く「スーパージェネラリスト」の時代．光文社新書，2014．
12）宇沢弘文．社会的共通資本．岩波新書，2000．
13）H・ミンツバーグ．MBAが会社を滅ぼす．池村千秋訳．日経BP，2014，324-28．
14）L・グラットン．ワーク・シフト．池村千秋訳．プレジデント社，2012，253-62．
15）P・ベナー．エキスパートナースとの対話．早野真佐子訳．照林社，2004，19-21．

第**❸**クール

"プロフェッショナルの知"の見える化

コロナの時代を経て
リーダー・看護管理者に
求められたことは?

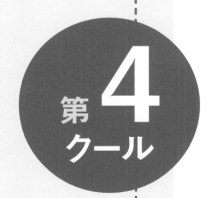

私の原点・知のプラットホーム

Practice based evidence -1
"ツラクテモ イキテイタイ"

1. 筋萎縮性側索硬化症患者の看護(第1報-1979年)
2. 筋萎縮性側索硬化症患者の看護(第2報-1980年)
3. 筋萎縮性側索硬化症患者の看護(第3報-1981年)

Practice based evidence -2
"イマガ イチバン シアワセ"

仮説:"死にたい"という思いは必ず変化する

本研究対象者との新たな出会い(1988年2月)
4. ALS患者がより良く生きるための援助
大学院大学(1997年)
5. ALS患者とその家族における闘病のプロセス
―内発的発展論からの考察―
説明したいこと:人間の内なる力の創造過程を明らかにする→病の意味づけの過程
①内発的発展のプロセス ②内発的発展の方向性 ③内発的発展を担う人

構造仮説継承型事例研究法 [10]

看護現場学への招待(2006年)

看護現場学への招待 第2版(2019年)

仮説:看護師もまた、看護体験により看護に対する認識が変化する

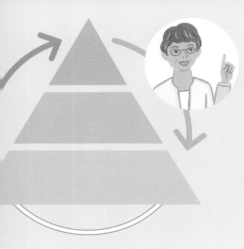

新型コロナ報道から看護の未来に向けていま考えること

いまおかれた状況から「行動変容」を考える

新型コロナウイルスの感染拡大が気がかりとなった当初、私の関心は「ウイルスに対する情報収集」でしたが、次第に「報道のされ方の多様さ」へと向き、そして「その中で看護がどのように言葉にされ、人々によって伝えられているのだろうか……」ということへと変わっていきました。

今後の見通しもままならない状況の中で、自ら行動変容していけるのか。看護は、また看護現場はどのように変わっていけるのか。認識に導かれた行動変容は、どこに向かっているのか。実はいま、根底から看護全体を見直す重要な局面のような気がしています。

令和2（2020）年4月初旬から、首相や専門家会議等の報告によって国内で頻回に使われ始めた「行動変容」をもとに、いま求められている行動変容が一過性のものなのか、あるいは今後社会を変えていくものなのか、また同時に、看護師としてのこれから先に、何か変わっていくものがあるのか考えてみました。

本当の「行動変容」とは？

「行動変容」という言葉からは「行動」そのものを変化させることがメッセージとして伝わりますが、まず「認識」が変わらなければ人間の行動は変わりません。各種情報や自らの情報収集による事実の集積などによって、認識が深まるのです。とはいえ、認識が真に変化しなくても人の行動は変わります。それは「言われたから行動すればよいから」です。この場合は言われなくなったら、行動はもとに戻ってしまいます。

世間では新型コロナウイルス感染症をきっかけに、世界規模で社会活動や経済活動が以前と同じようには戻らないのではないかと言われています。そうなったら私たちはどのように変わっていくのでしょう。まず、看護における認識と行動変容について考察してみましょう。

認識に導かれた行動〜認識と行動の一貫性へ

　認識の初段階は「感性的認識（現象・事象）」です。新型コロナウイルスによる「現象を見つめる目」は、そこに関心を持つ人のみが感じる驚きや悲しみが起点です。その現象が他人事であるとき、感性の揺さぶりは起きません。しかし、その現象によって自らの感性が強い刺激を受けたとき、それは認識の第2段階である「表象的認識（構造・表象）」に変わるきっかけになります。

　医療・看護の現場では、次にやるべきことへと足早に進めなければ仕事は終わっていきません。それゆえにその現象・事象は長く記憶にはとどまりにくくなります。今回の"コロナ騒動"のように「いったい何が起きているのか」と強い関心を持つと、次なる認識の発展を導く言葉が心の中に生まれます。そして「このことは世界的に、あるいは人類として考えてみると、どのような意味があるのか……」と考え続けていくとき、第3段階の「概念的認識」となり、限りなく本質へと認識が抽象化され、発展していくことになります。（図 4-1）。

「行動変容」に必要な認識の発展

　新型コロナウイルスに対する「いまや戦場」「戦場で見えない敵をやっつける」

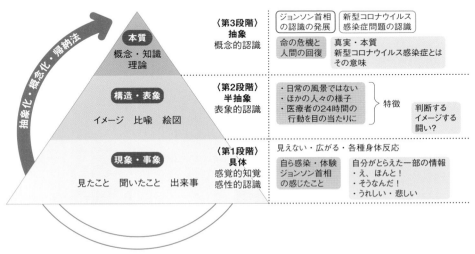

（庄司和晃. 認識の三段階関連理論. 季節社, 1991 を元に筆者作成）

図 4-1　新型コロナウイルス感染症と認識の三段階①—ジョンソン首相コメントと社会・人々の認識の変化

という比喩は、自分たちにとって害をもたらす悪者という認識、つまり現象レベルからの発想であり、その言葉の表現が発言者のウイルスに対する認識として見えてきます。新型コロナウイルス感染症問題のどこの部分をとらえてどのように認識しているのかによって、その対策は「敵を倒す」「排除する」と、生命の進化に不可避な一部としての「共存」とは反対の方策となります。

　新型コロナウイルス感染症問題は「見えないウイルス」という相手に向かっています。見えない事象に対するとき、一人ひとりがその見えない事象に対して、いかに考え、認識し、対処していくのかということが問題になります。これは頭脳戦なのです。

　これについては元NHKアナウンサーで現在フリーで活躍する有働由美子氏のSNSがおもしろく、言いえて妙でした。有働氏は、令和2（2020）年4月7日、自身のインスタグラムを更新し、"ユミコ婆"のイラストに声をのせて、外出自粛を呼びかけました。有働氏によく似た「おばあさん」が2匹の犬に囲まれてお茶を飲んでいるイラストがあります。そして有働氏が東北のおばあさん風の口調で語りかけています（以下、有働氏のインスタグラムより一部抜粋）。

> 「よぐ考えてみろって」
> 「地震や大雨　台風のときみたいに　水がねぇ　電気もねぇ　食べ物もねぇってわけでねぇわけよ」
> 「人と会わねぇこと以外は通常なんだよ」
> 「いま　わたしらの行動を変えるしか　ウイルスも　私たちの不安も止められねーのよ」

　新型コロナウイルス感染症から視点を転じて東日本大震災との比較をしています。両者を「災害」としてとらえると、甚大な被害としては一見同じようですが、その共通性と相違点について表現しています。認識の広がりと深まりを持ったまなざしがあり、そこから〈どのように自粛行動をとっていくか〉が導かれているのです。

　行動変容には、「言っていること（思考・認識）」と「行うこと（実践・行動）」の一貫性が伴った場合に、一時的ではなく継続できる行動へと変容していきます。納得した認識のほうが、より行動化へ向かうのです。

「看護」を改めて認識する

　さらに考えていくと、「看護師としてこの事態をいかに考え、行動していくか」ということに突き当たります。看護師の役割を見事に表現していたのが、自らも新型コロナウイルスに感染した英国のジョンソン首相が退院の際に国民に向かって伝えたコメントでした。

　一人ひとりの看護師の名前を挙げ、〈一晩中見守り〉〈世話をし〉〈必要な対応をとってくれた〉〈そのことが回復につながった〉と、まさに看護のキーワードを言葉にして全国民に向かって発信していたのです。看護の中核的役割を見事に表現していました。

　新型コロナウイルス感染症を防ぐために、いま世界中の人々が心がけている、手洗い、うがい、咳エチケット、清潔・不潔区域の意識などは、看護を行う際の基本的感染予防法です。さらに言えば、かのナイチンゲールが書き残した『看護覚書』は、ナースに向けたものではなく当時の全女性に発したものだと言われていますが、いまや全地球上の人々の生きていくうえでの基本的覚書でもあります。

　これはまさに「人間の潜在能力に働きかけるセルフケア」です。その基本が感染予防であり、薬や医学的治療がなくても一人ひとり、誰もができる健康管理です。手術という行為がなくても、薬がなくてもできる、〈看護〉という人間の持つ力がどこまで可能性を広げていくのか、セルフケアはその挑戦なのです。

　看護とは、生きていくための基本から、今回のような人工呼吸器やECMOなどの高度医療機器を使って潜んでいる力に働きかけていくことまで、キュア〜ケアを横断する幅広い専門的な活動です。人間を横断的にとらえ、さらにその領域を深堀する、縦（スペシャル）と横（ジェネラル）の両者をあわせ持ち、身近な環境を変えながらより良く生きていく、人間の生から死までを支える総合的な活動・技なのです。

　今回、まさにナイチンゲールの母国である英国のジョンソン首相が図らずも新型コロナウイルスに感染し、その退院時のコメントの中の看護の本質への言及に驚きました。看護師がプロフェッショナルとして求められていることと、できることが見事に凝縮されていると感じました。

“コロナ禍”で考える看護教育の今後

　医療資源、とくに人的資源は有限です。看護教育に関わる者として今回の問題で再考を迫られていると気にかかっていることは、看護教育のあり方です。

〈集合を避ける〉ことがいちばんの予防策となり、各種イベント・研修等、今回すべてがキャンセルとなりました。

　集合方式の学習は、医療界のたえまない進歩もあり昨今の臨床現場では果てしなく多くなっています。この際、理論学習は各自が専門職として自己学習などの方法で行い、あるいはその教材を用いて各自が学習できるように環境を備え、職場での経験学習・職場学習へと、思い切って変えていくことではないかと考えます。これまでの多くを方法論の理論学習に終始し、集合教育という方法を用いて、限りある時間を費やしてはいなかっただろうかと、わが身をいま顧みています。

　ジョンソン首相の退院の際のコメントは、自らの経験を通してこそ感じた真に迫った呼びかけでした。すべての人が感染を、また、ほかのことであってもさまざまな経験をするわけにはいきません。経験しなくてもできることは、ほかの人の体験や思いをどれだけ想像できるか、〈相手の気持ちに思いを馳せる〉ことが必要であり、実はそれが認識の発展なのです。

　認識の発展、それは一朝一夕では培うことができません。過去から現在に至るプロセスの中で〈何を見つめ、考え、行動してきたか〉ということ、また、その人がいかに認識を発展させ、さまざまな現象から学びとってきたか、それは過去から現在に至る時間の中で未来をも見すえていく概念化能力を示すものです。

　今回、突如降りかかってきたこの困難は、2〜3年を経ようとして未だ収束していません。私たちは限りある資源を結集してこれからも"良質な看護実践の提供"に集約することができるのだろうか。行動変容の目的（本質）とゴールを、この機会に再確認することが急務であると考えます。

どこに向かうための行動変容なのか

新型コロナ禍の行動変容から看護の役割を考える

　相変わらず社会は新型コロナウイルス感染症に関する報道で持ち切りですが、その中心的テーマは週単位で変化しています。そんな中、友人から電話がありました。持病がある彼女は新型コロナウイルス感染症のハイリスク者に該当するため、現在は勤務を一時的に取りやめています。お互いの日常生活について話しているうちに、最近、故郷の親戚や家族と電話で話したことについて語り始めました。

一人は従姉妹の娘さんの話です。友人とその従姉妹とは気の合う親友でもあり、帰郷の際にはよく会っていました。従姉妹ががんのため2年前に70歳で他界したとき、彼女の子どもたちはもう十分大きかったのですが、友人は時々気にして娘に連絡をとっていたそうです。今回も新型コロナウイルス感染症が九州にも広がり、様子をうかがおうと電話をかけました。「何か支援できることはない？　多少の経済支援なら……」と話すと、その娘さんはこのように話したそうです。

「少し前に福岡から八代に戻って今は父親と同居していて……。"新型コロナ"で経済的にも大変だけど、私はこの問題は簡単には終わらない、長引くと思う。だから庭にいっぱい植えていたお花を少し端に寄せて、代わりに野菜を育てようと思っているの。野菜は食べることができるから。おばちゃん、心配してくれてありがとう。でも大丈夫、やってみるから」。そして翌日、友人は今度は弟さんに電話をかけました。70歳を過ぎている弟さんには慢性病を患う妻がいました。

「長く入院している妻が新型コロナウイルスの問題で、もしかしたら退院と言われるかもしれない。そうなったときのことも考えておかなくては、と思っている。もし帰ってくることになったときのために、庭に今よりもっと花を植えようと思っているんだ」

弟さんはこう話したのだと言いながら、友人は、「弟が『姉さんは、コロナと闘うんでしょ！』って私のことを言うのよ。おもしろい弟でしょう」と、電話口で声をたてて笑っていました。それからしばし私たちは、長崎大学の山本太郎教授の新型コロナウイルスに対する考え方について話して電話を切りました。

新型コロナウイルス感染症問題を、看護という視点でとらえてみると、さまざまな問題群が見えてきます。令和2（2020）年、英国のジョンソン首相が新型コロナウイルスに感染し、退院の際に国民に向けて発信したメッセージをたどりながら〈行動変容の本質〉と〈看護の中心的役割〉について考えてみました（図4-2）。

ジョンソン首相のメッセージと感染してから退院までのあらましは以下です。

（2020年）4月12日、新型コロナウイルス感染症により入院治療中であったジョンソン首相が退院した。その際、看病に当たった医療スタッフの名前を列挙し「私の命を救ってくれた……」と感謝した旨を国民に向けてのビデオメッセージで伝えた。
　中でも、ニュージーランド出身のジェニーとポルトガル出身のルイスという2人の看護師が「一晩中ずっと見守り、世話をし、必要な対応を取っ

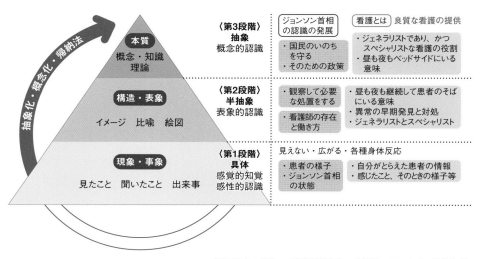

（庄司和晃．認識の三段階関連理論．季節社，1991 を元に筆者作成）

図 4-2　新型コロナウイルス感染症と認識の三段階②—ジョンソン首相コメントと看護現場の認識の変化

> てくれたこと」、それが回復につながったと語り、「1 日 24 時間、ジェニーやルイスのように考え、行動している数十万人のスタッフがこの国にはいる。だからわれわれはコロナウイルスに打ち勝つのだ」と述べて、感謝とともに国民を鼓舞した。
>
> 　ジョンソン首相は 3 月 26 日に発症し、27 日に検査で陽性が判明したと発表。以降は自主隔離をして執務を継続していたが、4 月 5 日に高熱などが続いているとして入院、6 日から集中治療室に入った。集中治療室で酸素吸入を実施するなど、一時は危機的状況もあったが、次第に症状は好転し、9 日に一般病棟に移っていた。

「一晩中ずっと見守り必要な対応をする」ということ

昼も、夜も、継続して見守ることの意味

①医療に携わる人々

　医療に携わる人々のことを医療人と言います。医療人は大勢います。職種を挙げれば、いったいどのくらいになるでしょう。以前、熊本県にある「みゆきの里」という医療と福祉の複合施設で働いている人たちの職種について聞いたことがありました。人事担当者が「30 種以上ありますよ」[1]と話してくれました。

　また、これもだいぶ前のこと、アメリカの出来事の記事だったと思いますが、「1 日何人もの担当者がベッドサイドにやってくるので、数えてみたら 15 人

（15の職種）だった……」というコメントを見たことがあります。これは「私は呼吸訓練担当です」「私は薬剤師です。服薬指導に来ました」「私は栄養士です」と、次々に専門分野の担当がやってくるという実態、つまり専門職がしっかりその役割を果たすため、またそれぞれが担当している領域の実践をするために、患者のベッドサイドを訪れることを表現したものです。

　もちろん患者が良くなるためには必要不可欠な行為です。しかし15人もの職種の人たちが次々とベッドサイドを訪れることは、ありがたくもちょっぴり心の休まる暇がなくなるかもしれません。記事にもそんなニュアンスがにじみ出ていました。

②看護師という仕事

　前述のエピソードにもあるような、「それぞれの専門職が実践していること」の多くを看護師が行っていた時代がありました。服薬指導や栄養指導、リハビリさえもです。それが〈専門分化〉して専門職が担当するように発展し、チーム医療の実践へ、と変化してきました。それ自体はそれぞれのプロフェッショナルが担当するので良いことです。

　20年以上も前でしたか、ある人が「看護師は、病院のお母さんをやっている」と話しているのを耳にしました。言われてみれば当時、私も確かにその役を無意識にやっていたように思います。毎日の暮らしの中で、家族は母親を中心として回っており、多くの場面で中心的役割を担っているのは母親でしょう。ちなみにその人は「お父さん」については言及していませんでしたが、言外にその役は医師と考えられました。

　日々の暮らしのさまざまなことを担う、その"何でも屋"のようなお母さん役から、私を含め当時の看護師は脱皮したいと思ったものです。本来の看護師としての専門性を発揮して患者に関わりたかったのです。それゆえ専門分化が進み、専門の担当者がベッドサイドに入れ替わり立ち替わり訪れることを喜びました。そして「このことはあなた方が……」「これはあの職種が ……」と徐々に看護師が行っていたことを渡していきました。その様子は〈らっきょの皮むき〉と表現されたこともありました。一方、そんな中で私は「皮をむいたその芯はいったい何だろうか」と自問自答するようになっていました。

分断をつなぐ人は誰か……

①ジェネラリストとスペシャリスト

　前述のことは（病院のお母さん役・お父さん役）、違う言葉で表現すれば〈ジェネラリスト〉と〈スペシャリスト〉になります。医療において誰もが認めるスペシャリストは医師です。最高学府を出て、突き進む領域を明確にして

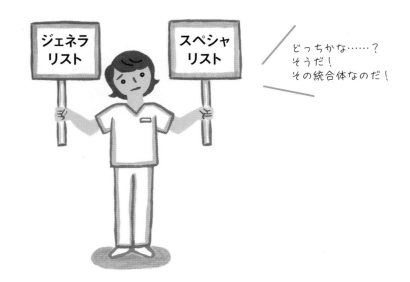

専門性を追求した専門家です。最近になって〈総合診療医〉の重要性が言われていますが、いま一つその存在は、医学において大きな声になり切れていないように感じます。何といっても専門医こそが医師の力の象徴のような方向に向かっている気がするのは、もしかしたら私の偏った見方かもしれませんが。

　そしてそれは看護においても同様のニュアンスがあります。専門看護師や認定看護師はスペシャリストであり、そうでない看護師はジェネラリストという二分した考え方が多いように思うからです。

②生命体へ関与する看護師の仕事

　看護師の仕事は本来、人間を丸ごと見ていく〈全体性〉が特徴です。人間に関わる専門職としてその領域だけを深堀りすることは、より緻密に人体を探求し解明していくうえで重要です。しかし、必ず〈その人、全体の中のその部分〉との関連性の中でとらえて探求していかなければ、〈生命体〉という人間の神業とも思える人体の恒常性や平衡性はとらえられません。かつて聞いたことがあるように「手術は成功しました。……が、残念ながら患者は亡くなりました」というようなことになってしまいます。〈全体をとらえたうえでその部分をつなぐ〉のです。

　人間は細切れに関わることはできません。それゆえに看護師は基本的にジェネラリストであるということは変えてはいけないと私は考えます。では、専門看護師や認定看護師はどうなるのでしょう？　ジェネラリストである看護師が、ある領域では研ぎ澄まされた技を持つスペシャリストとなった状態、言わば"ジェネラルな横糸"と"スペシャルな縦糸"を組み合わせ、独自の"編み込み模様"を織りなせる看護師になるでしょう。縦糸と横糸を組み合わせれば

最強の強度と模様ができあがり、それが看護の独自のスキルとなるはずです。

　一方でジェネラリストである看護師の強みとは何でしょう？　ジェネラリストとしての経験は生涯生き続けます。そのうえで、長い経験の中で自己の関心テーマを継続的に磨いていけば、たとえ部署が変わったとしても、培った技術は生き続けます。それを強み（スペシャリスト）として発揮できるようにすればよいのです。

再び、一晩中、ずっと見守り

①昼も夜も患者の一番身近にいるということ

　専門職が必要なときにベッドサイドを訪れ、必要な処置やケアをしてその場から離れる。これは"スポット的な関わり"です。看護師は、専門職がスポット的に介入した点をつなぎ合わせ、線にして全体像としてより個別で立体的にその人の生命体を整えていく働き方をする唯一の存在です。そして24時間、365日、お正月でもゴールデンウィークでも、看護師はその仕事をシフトを組んで必ずつないでくれるメンバーに次のプロセスを委ねていくのです。

②看護の切れ目のない関わりの重要性

　生命体のバランスを整えていく介入はスポット的にはできません。昼も夜も、そこに患者がいる限り、動き続ける生命体への介入は必要になるからです。そしてそれは、ただ介入し続ける人がいればすむということではありません。関わり、つなぐ人たちの看護の力がバラバラでは患者の全体性は整わないのです。

　たとえば病棟の管理者が作成する勤務表は、シフトを組んだときに一定の質を保つための「質保証表」であり、作成する人の質をも反映する重要な表となります。病棟の1カ月先の状況を予想し（これまでの年間推移などからその傾向を予測）、直近の変化を加味しながら推測していく（推論・動的把握能力）。「もっと人がいたら」と思っても資源は限られている（有限な資源の中で）。その中での最大の生産性（成果）を意図して紙面に組み入れていくのは、まさにマネジメントの重要な要素である「人」「もの」「カネ」等の最大効果を意図した最も重要な戦略マップの一つです。現在では勤務表作成の優れたソフトウェアもありますが、そのセクションの一人ひとりが長年関わってきた中で得た特徴を把握してその時その最善を組み合わせるということには限界があるでしょう。

　看護師という職業を選択するとき、また学生から新人として初めて勤務するときの看護師に、看護の切れ目のない関わりの重要性と質保証のための夜勤の必要性およびその目的（ゴール）の説明は重要です。

情報を深く解釈し本質と照らし合わせた先に行動の方向性が見えてくる

　ジョンソン首相は一時 ICU に入り"助からない可能性もあった……"といいます。私はマスコミの報道等で退院に至ったことや国民に向けてのメッセージの中で、医療従事者に感謝の意を述べたことを知りました。「NHS（英国の国民保険サービス）が私の命を救った。物事がどちらにも転びえたとき、看護師2人が48時間ベッドの脇で待機してくれた」（2020年4月13日、読売新聞）など、メッセージに興味を持った私は、ジョンソン首相のメッセージを調べてみました。すると、先述したように実際に関わった看護師一人ひとりの名前を挙げ、そしてとくにジェニーとルイスという2人についてコメントしたことがわかりました。

　情報がどのように伝えられるか、それによって情報を得た人の理解は違ってきます。情報は広くそして深く解釈（認識）できなければ真実（本質）にはたどり着きません。真実が偏ったり、ゆがんだりすれば、その先の認識に導かれた行動も偏ってくるのです。

　先に友人の従姉妹の娘さんと弟さんの話を紹介しました。二人とも庭の花の話をしていましたが、一人は「庭に植えてあった花のスペースを減らし、野菜を植えてみようと思う」と話し、もう一人は「今よりもっと花を増やそうと思う」と話していました。それぞれの方策は反対でしたが、新型コロナウイルス感染症問題の先を見すえて、「今からいかに備えていくべきか」と自分なりに考えている点においては共通でした。

　それはこの問題を「人類の避けられない現実であり、一気に片付く問題ではない」という、両者とも地球上に生きる生物としての覚悟をもった認識が読み取れます。人間も自然界の一部であるという本質を見すえたような認識であり、その認識は日々の暮らしの中で一人ひとりが実践していく具体的行動につながってこそ実現されるものです。

それは行動変容なのか、それとも……？

過去・現在・未来　時代を越えて脈々と続く強い力

　前述したわが友人との電話での会話には、実は続きがありました。どのよう

ななりゆきでそうなったのかは忘れましたが、彼女の父親が亡くなったときの話題になりました。脳出血を起こし入院した父親に、一晩付き添った話でした。

彼女は父親に「もう子どもたちはみんな自立したから大丈夫よね、心配ないわよね」と話しかけたそうです。父親は「そうだな……」と言うかのようにうなずいたそうです。そして彼女は「いまの日本はよくないわね……」と父親に言うと、父親は「うーん、あまりよくないね。だけど大丈夫。日本人はとても優秀だから、知恵を持っているから、いまはじーっと待てばいい……。大丈夫」と、ゆっくりと語ったといいます。彼女は「いままで父とそんなに深く話したことはなかったけれど、このとき日本人としての誇りを持っている父を発見したのよ。こんな話ができてよかった、そう思ったの」と話してくれました。そして「その翌日、私が病院から帰って家に着いたその夜に亡くなった知らせがきたのよ」と話を続けました。私は「なんという親子なのだろうか」と、彼女が育つ過程の中で家族とどのように生きてきたのかと想像をめぐらせ、その話に耳を傾けながら鳥肌が立つ思いでした。

話はそれから彼女が長く働いていた病院のことへと変わっていきました。それまでに何回も聞いたことのある看護部長の話で、新人看護師の入職式や研修の際の挨拶で、その看護部長が必ず口にしていたことでした。看護部長は世界の人口動態から日本の人口動態へと言及し、人口減少と高齢化について語り、そしてこう続けます。「この先人類は大変な時代を迎えることになる。子どもは3人以上生みなさい。そして未知の感染症が必ず起きるから、感染症の勉強と研究をしておきなさい！」。子どもの数については別にして、日本のみならず世界の行く末を見通し、1人の看護部長がいまやるべきことを後輩たちに伝えていたということに驚きました。その当時から、いつも感染症のことについて話していたのだそうです。

わが友人親子、そして古き時代のトップマネジャーが何を目指して、どのように未来のビジョンを伝えていたのか、それをいまも受け継いで語るわが友人がいる。個人の環境とその後の教育により認識を刺激された真の行動変容は、時代を超えて脈々と続いていく強い力となることを改めて気づかされました。

世話をし、必要な対応をとってくれた

さて、新型コロナウイルス感染症問題から、看護の過去・現在、そして未来を考えていますが、先にも触れた英国・ジョンソン首相の退院時のコメントの後半部分について、原文とともにさらに考えてみたいと思います。

（……省略）

　私は数多くの看護師たちに感謝したい。男性も女性もいた。彼らの看護はすばらしかった。言い忘れる名前があるかもしれないのでゆるしてほしいが、ポー・リング、シャノン、エミリー、エンジェル、コニー、ベッキー、レイチェル、ニッキ、そしてアンに感謝する。そして、とくに２人の名前を挙げることを彼らにおゆるし願いたい。

彼らは、私が生きるか死ぬかの瀬戸際だったときに、ベッドのそばに48時間ずっといてくれた。その２人とは、ニュージーランド、正確に言えば南島のインバーカーギル出身のジェニー、そしてポルトガルのポルトの近くの町から来たルイスだ。

　私の身体が十分な酸素を取り込めるようになった理由は、彼らが夜通し私を非常に注意深く、目を見張らせ、考え、ケアをして私に必要な処置をし続けてくれたからだ。

　だからこそこの国のいたるところで、１日24時間、１秒たりとも休むことなく、数えきれないほどのNHSスタッフが、ジェニーやルイスと同じようなケアをし、思考をめぐらせ、正確に動いてくれるのを私は知っている。

（……省略）

図4-3　英国・ジョンソン首相のコメントより

キュアからケアまでの横断的関わり

①私が生きるか死ぬかの瀬戸際だったとき

　ジョンソン首相はかなり危機的状況だったときがあったようです。とくにジェニーとルイスという２人の看護師の名前をとりあげて、**図4-3**に記したように国民に言っています。

And the reason in the end my body did start to get enough oxygen was because for everysecond of the night they were <u>watching</u>, and they were <u>thinking</u> and they were <u>caring</u> and <u>making</u> the interventions I needed.

　息苦しくて酸素吸入をしなければならなくなった経験から、元気になって退院できるようになったいま、「この経験したことを伝えたい……」と強く思ったことがうかがえるコメントです。それにしても一人ひとり名前をあげていますが、症状が落ち着いたあとで名前を確認したのでしょうか？　ここからも思いの強さが伝わってきます。

　このコメントの中で私が一番驚いたのは、watchingは観察であるから看護師の行為を表す言葉として使われるのでしょうが、そのあとにthinkingと独

立して表現していることです。そしてコメントの後半で再度「NHSのスタッフが思考をめぐらせ、正確に動いてくれる」と続きます。ベッドサイドで看護師たちは観察して、考え、介入し、そして必要な処置をする。すなわちケアリングです。コメントするにあたってジョンソン首相が、わざわざ看護の本を見たとも思えないので、日頃の認識がこのような言葉になったのだと思うと、また驚きと感動を覚えます。

NHS staff who are acting with the same care and thought and precision as Jenny and Luis.

つまり、watching、そして thinking したという認識、これは看護の用語を使えばアセスメント・臨床判断です。アセスメントに導かれた行動（看護、caring）は、一人ひとり状況も異なり、だからこそ、その人に必要な介入をよく考え、正確に行い、その人にふさわしいケアリングを行っていくのです（making）。核心をついた見事なコメントです。そして何よりもこのコメントには「状況がどちらに転ぶかわからないようなときに、酸素を取り入れることができるようになり回復した」という言葉で表現されています。「命が脅かされたとき」から、回復して退院できるようになったときまでが〈連続線上〉で描かれているのです。このような回復までの過程に24時間、365日、シフトを組んで継続してケアを続けているのが看護師なのです。

②watching、そして thinking しながら看護師が行っていることは何か

ジョンソン首相のコメントから、私の頭に浮かんだのはアメリカの医療ジャーナリスト、スザンヌ・ゴードンの言葉でした。ゴードンは日本に何度も訪れており、私は彼女の講演を聞いたこともあります。いくつかある著書の中でゴードンが一貫して論じているのは、「患者にとってケアがいかに重要であるか」という点です。そして「看護師はほかの人を救うために特別な知識や技術を教育によって身につけた専門職」であり、「過去10年間に行われた研究から、看護師がいなければ患者は回復できないことがわかり、看護の必要性を示すことができた」と、リンダ・エイケンらの研究を挙げています[2]。さらに、これまで看護師たちは、看護師がしている仕事がどういうものかきちんと語り、なぜ重要なのかを説明してこなかったといい[3]、「医師は治療をし、看護師がケアをする」という構図に縛られていると語っています[4]。

つまり、医師の仕事の対極にあるのが看護なのか？　と投げかけ、「ケア」という言葉の使い方によって、看護師が実際行っていることが過小評価されて

しまう、これまで看護師は自らの仕事を正しく伝えていないのではないか？と語っているのです [5]。

　今回はこれ以上の言及はしません。ただ、新型コロナウイルス感染症によって医師とともに奮闘している看護師の活動が映し出されましたが、それはベッドサイドで医師とともに処置にあたるその重要場面で、図らずもあまり知られていなかった場面が新聞やテレビなど多方面から公衆へ伝えられる機会となったのです。

保健師助産師看護師法上の2大看護業務から

①命を脅かされたときも回復の兆しを感じる瞬間も

　保健師助産師看護師法（以下、保助看法）の2大業務は、療養上の世話と診療の補助です。療養上の世話は介護士らと重なる部分もあります。診療の補助は、当然すべてではありませんが、医師と重なる業務です。看護業務はこの2つで表現されますが、本来の意味としては、この2つが総合・統合されて、刻々と動く生命体の恒常性を保っていくのです。

　医師が時代を経てますます「専門分化」されてきた経過の中で、その全体性をむしろ守って〈生体を整えていく〉ことにこだわっている専門職として、看護があるのです。薬剤師や理学療法士等、チーム医療の担い手の活動を統合していくのは、24時間、365日、患者の一番身近なベッドサイドでシフトを組んで継続してケアにあたっている看護師の役割であり、またそれが看護の独自性を表す特徴なのです。

②スザンヌ・ゴードンの言葉から

　第3クール図 3-14（p.144）に示したこの表現 [6] は、どちらかといえば〈急性期〉の患者の変化をとらえているように思えます。しかし、今回の新型コロナウイルス感染症のときにそうであったように、また、「軽症者は自宅で経過を見て……」という最中での「急変状況」や「どちらに転ぶかわからないようなとき」を経て回復したジョンソン首相のように、劇的な変化があったり、反対に小さな変化が続いていたり、急に悪化したり、あるいはよくなったりと、それは連続体です。たとえそばにいたとしても看護師一人ひとりが、またチーム全体が良質な看護を提供できなければ、連続体としてとらえられなければ回復の促進という結果は実現しないのです。

　看護のマネジメントにおいて、限られた資源の中で最大効果を得るべく管理者は日々の看護業務、つまりマネジメントをしています。潤沢でない資源の中で医師も看護師も治療やケアをしていたことが、今回世の中に知れ渡りました。そして「医療費削減」の現実、すなわち世界中がコスト削減の影響を受け

ていたということも、また世界の人々が知ることになったのです。

私たちはいかに行動変容するのか？

①パンデミック克服後、全く違う世界になる？

　国際政治学者・イアン・ブレマーが、一気に第4次産業革命が到来する、と語っている記事を目にしました（朝日新聞 令和2（2020）年4月27日）。それによると、グローバル展開がローカルなものへ移行し、自動化も進むということです。この先の世界は、日本は……？ 医療は、そして看護は……？ と考えると、このままでよいわけがありません。

②看護はどのように行動変容していくのか？

　医療および看護がかつて一番行動変容を迫られたのは、いつだったでしょう。その1つに平成15（2003）年に導入されたDPC制度があることは間違いありません。その象徴である「在院日数短縮化」の中で私たちは行動変容をしてきました。「ゆっくり、丁寧に看護を行って……」から「経営効率のよい、決められた時間の中で退院できるように、より早く回復を……」への流れが一気にやってきたのです。

　ここまで、この新型コロナウイルス感染症問題を「行動変容」というキーワードから考えてきましたが、この先、確実に〈コロナ後〉の時代がやってきます。その中で振り返ってみるべきは、実は行動変容ではなく、変容してしまった「看護の本質」に立ち戻り、〈コロナ後〉に備えていくことではないでしょうか。

　看護師は保助看法上の2大業務を、この章の冒頭で述べたように「人間を丸ごととらえてジェネラリストという基盤のうえに、身体の変化や害が生じたときにはその領域に速やか、かつ継続して対応できる経験豊かな専門領域を持って」行うことができます。この先地球上にどのような異変・災害が起きようとも、教育を受け、経験を通して学び、身につけてきた〈看護という身体知〉があれば、メスがなくても必ずできることがあるのです。

　看護管理者にとってはこれからも厳しい状況が続くことでしょう。変容する環境と状況、さまざまな方法が生まれては消えていく中で、変容させてはならないものをスザンヌ・ゴードンの言葉をたどりながら、いま自らと、そして世界で起きていることを再確認するときとなったのです（図4-4）。

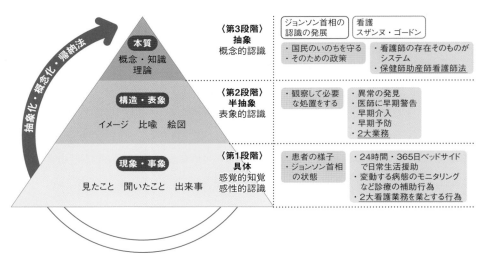

（庄司和晃．認識の三段階関連理論．季節社，1991 を元に筆者作成）

図 4-4　新型コロナウイルス感染症と認識の三段階③—ジョンソン首相と看護の役割の認識の変化

人間の回復を促すヘルスケア
〜「看護」という名のヘルスケアシステム〜

　これまで「行動変容」について、認識と行動のメカニズム、英国のジョンソン首相のコメントから看護の中核的な役割について考えてきました。そして保健師助産師看護師法の2大業務について、療養上の世話と診療の補助は、この両者を合わせたときに専門分化とは異なる、むしろ統合したときにこそ「人間を丸ごと・全体的に」つまり全人的に看ていく看護行為の強みが実現することにたどり着きました。ではこの2大業務、すなわち統合した看護の知を、保助看法の表記とは異なる言葉で表すとしたら、一体どのような言葉がふさわしいでしょうか。この世に唯一無二の存在として生を受けて死に至るまで、健康状態も環境も異なる一人ひとりの人間に対峙する職業である看護を考えたとき、それは広く大きな意味の〈セルフケア〉という言葉になるのではないでしょうか。

忘れられない患者の記憶

昭和 52（1977）年、難病の患者との出会い

　第3クールでも紹介しましたが、私が初めて看護師長になって1年が過ぎた頃の12月、ほかの病院から筋萎縮性側索硬化症（ALS）という難病を抱えた

患者さんが入院してくることになりました。1年前に開棟したばかりの内科病棟でした。にわかに受け入れの勉強をして迎えることになったのです。歩行で入院してきた患者さんはやがて歩けなくなりました。また、ゆっくりと自力で食事をしていましたが、むせることが多くなり、やがてすべての介助を必要とするようになりました。入院から1年ほど経ったある日の夜中に、呼吸困難、チアノーゼ状態になり気管切開をしました。そのときからその患者さんとは手作りの文字盤を利用した瞬（またた）きによるコミュニケーションで意思疎通を図るようになりました。さらに1年が過ぎた頃には、夜間急変して人工呼吸器を装着することになりました。昭和52（1977）年のことです。

　以後の詳細は省きますが、その後その患者さんは最後まで"薄れない意識"を使って俳句を考え、文字盤で看護師に意志を伝え、それを看護師が書き取り、多くの俳句を作り上げていきました。現在であれば在宅で人工呼吸器をつけながら生活することも可能ですが、当時は不可能な時代でした。患者さんは3年間の闘病を経て永眠しました。その間の看護は看護師たちが悩みながら医師とともに考え、最後にはその患者さんの念願だった自宅への外出をも果たしました。「死にたい……」と言い続けていた患者さんでしたが、闘病2年7カ月のとき「つらくても生きていたい……」と看護師に瞬きで伝えてきました。この患者さんの経験を通して私は、「できないことの多い中でも、患者の生きる力を引き出すことができる」と、患者さんが変化していく可能性を仲間たちと味わうことができたのです。

3年間の看護

　勤務異動で病棟が変わっても私はこの経験をくり返し話し、伝え続けました。次ページ図4-5は、そのときに描いた私の〈目指す看護〉の姿（概念化～言語化）です。いまも変わらず、50年以上続けて概念化を経て言語化した、私の行動のもとになる〈原体験〉です。後にその体験の意味を探求するために大学院で学び、自分なりのさらなる概念化を果たしました。トップマネジャーになったとき、その体験が私の看護管理観となって、管理行動へとつながっていることを実感しました。それはいまも変わらず私の中に通底する看護に対する基本姿勢となっています。看護現場学の原点です[7]。

なぜ"新型コロナ問題"が気になるのだろうか？

世界に広がる感染から見えてきたこと

　国も民族も職位も関係なく世界に広がった新型コロナウイルス感染症。各国そ

図4-5　ALS患者のケア技術

れぞれの環境やトップの姿勢、その道の専門家の言説等が飛び交いました。しかし突きつけられているのは個人の私であり、看護師としての私の認識と行動です。令和2（2020）年5月4日、「緊急事態宣言を5月31日まで延長する」との表明がありました。その際、専門家会議は「新しい生活様式」という実践例を提示しました。「新しい？」と、私はその言葉と示された内容に違和感を持ちました。それは4月28日に「緊急性の高い症状」が提示され、その内容を見たときも同様でした。

緊急性の高い症状

　「緊急性の高い症状」の内容は表4-1の通りです。これらの内容は確かに「緊急性の高い症状」ですが、このようになったときにはすでに「かなり重症な状況」です。この基準を見た人々は「まだ自分はこの状況にはなっていない」と待つことでしょう。私は何に違和感があるのかと自問自答しました。何日か経って見えてきたこと—。それはこの「緊急性の高い症状」は〈緊急性が最も高い症状〉からの思考だということです。これらの症状は、すでにチアノーゼが生じており、呼吸困難もあります。新型コロナウイルス感染症は〈突

表 4-1　緊急性の高い症状

表情・外見	・顔色が明らかに悪い ※ ・唇が紫色になっている ・いつもと違う、様子がおかしい ※
息苦しさ等	・息が荒くなった（呼吸数が多くなった） ・急に息苦しくなった ・生活をしていて少し動くと息苦しい ・胸の痛みがある ・横になれない。座らないと息ができない ・肩で息をしている ・突然（2 時間以内を目安）ゼーゼーしはじめた
意識障害等	・ぼんやりしている（反応が弱い）※ ・もうろうとしている（返事がない）※ ・脈がとぶ、脈のリズムが乱れる感じがする

※は家族等がその項目を確認した場合　　　　　　　　　（文献 8 を元に著者改変）

然急変する〉という特徴があるにしても、その手前に気づかなければ手遅れになります。この「緊急性の高い症状」は専門家である医師の発想、演繹的な思考法に基づいて作成されているのではないでしょうか。

　もし看護師であれば、一般の人々にわかってほしい場合には、その手前で「いかに自分自身の変化に気づけるか」と考えるでしょう。それは、悪化した場合から考えるのではなく、正常時から考えていきます。つまり、「いつもの元気な私」→「感染した私」→「しんどい状況」→「私の身体は改善状況ではなく、むしろひどくなっているのか？」→「これは明らかにひどくなっている、まずい……」と続くでしょう。前者との決定的な違いは、〈異常〉からの思考ではなく、〈正常時〉からたどっていく思考法です。そのため演繹的思考ではなく、「ごく日常における私」が出発点となる帰納的な思考になるはずです。

　その場合、前出の表 4-1 のように単に表にするのではなく、その間のプロセスが重要となるので、表記の仕方もそれらがわかるような〈継続〉した表し方を大事にしたものになります。そして何よりも重視してほしいのは、これまでの社会で人々が〈体温を測る〉など自分自身が実践していたセルフケアに気づくことです。

　自分の身体を振り返り、これをさらに新型コロナウイルス感染症予防上の必要なことをプラスして続けていくことが今、求められているのです。ゼロからの出発ではないはずです。

　もし「緊急性の高い症状」を、上記の考え方に沿って私が表すとしたら図 4-6 のようになります。

新しい生活様式？

　このように考えていくと、先述の「新しい？」という違和感が何だったのか

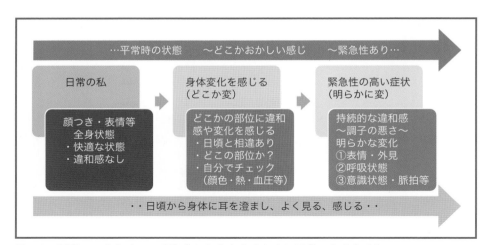

図 4-6　新型コロナウイルス感染症から身を守るために正常から考えると

が見えてきます。新しいのではない、むしろ「古い」のです。そしてそれは「古くてよくない」のではなく、「人間が備えている力を活かすという原点に立ち戻ってみよう」というものなのです。自然界の生命の摂理に立ち戻って考えてみましょう。この世界に生を受けた人間は、原始からこの間、果てしなく自然環境を破壊しながら産業発達を果たしてきましたが、その結果として人知を超えた世界に入り込んでしまいました。"コロナ後"が〈グローバルから、ローカルへという流れ〉になるとは、このことだったのではないでしょうか。本来人間が持っている力・潜在能力を生命体として最大限活かして使っていくことではないでしょうか。今回の新型コロナウイルス感染症からの教訓は、日常の生活・暮らしの中で自分の身体の状態に敏感になり、「いつもと違う！」と察知する感度を高めていくことなのです。

　行動変容、緊急性の高い症状、そして新しい生活様式、さらに、命と生活を守る……、その都度流れてくる新型コロナウイルス感染症に立ち向かうためのキーワードは、看護が大事にしてきたワードそのものです。命を守る専門職としての〈診療の補助（身体状況を最善に整える）〉であり、人々の日々の暮らしにあった個別の方法を探って、病気であっても老いても、たとえ死に向かうときであっても最期までその人らしく一人ひとりが生きていくことを支援する〈療養上の世話〉、まさに看護の方向と重なります。

再び、忘れられない患者からの学び

　先述した私の記憶に残るあの患者さんは、なぜ「つらくても生きていたい」

と変化したのでしょうか。私の中に常にその問いがありました。私はそれを探求するために修士課程に進み、「筋萎縮性側索硬化症患者と家族のライフヒストリー」というテーマで修論を書き、その考察に「内発的発展論（鶴見和子）」を用いてまとめたのでした。鶴見和子が内発的発展論を考えるとき参考にした報告書があります。それは1975年、スウェーデンのダグ・ハマーショルド財団が第7回国連経済特別総会に提出した「もう一つの発展」という報告書です[9]。

> 　人間集団が、自分たちのもつもの―自然環境、文化遺産、男女のメンバーの創造性―に依拠し、他の集団との交流を通して、自分たちの集団をより豊かにすることである。そうすることによってそれぞれの発展の様式と、生活の様式とを、自律的に作り出すことができる。
> 　そのような発展の要件は、第一に食物、健康、住居、教育など、人間が生きるための基本的要求を充足させること。第二に、それぞれの社会のそれぞれの地域の共同体の人々の協働によって発展を図ること。第三に、それぞれの地域の自然環境と調和を保つような発展を図ることである。

　これは経済成長優先型の発展に代わる「もう一つの発展」のあり方を〈内発的〉と〈自力更生〉という言葉とともに用いられた最初の報告書とされています。そしてこれらの考え方は国際開発論のパラダイム変化の中で「国連開発計画」が平成2（1990）年から発表している「人間開発報告書」へリンクし、開発の目標を経済成長から、人間の成長、能力や選択の幅の拡大へと転換させていくこととなりました。

　今回の新型コロナウイルス感染症に対する取り組みで、スウェーデンは諸外国の多くがロックダウンする中で、近隣のデンマークやノルウェーよりは死者数は多いものの、ロックダウンせずに独自路線をとっていました。ニュースとしてその詳細はあまり日本には入ってきませんでした。ただ、感染拡大・経済・そして人権のバランスをギリギリでとっているやり方は、「もう一つの発展」という報告書の思考・理念は、それぞれの国が何によって行動するのかというその国の国民性にも、どこか関係しているのではないかと思いました。

　人が行動を起こす。その前提としての認識と、認識に基づいての行動があるのです。国レベルの決断は、アメリカなどの例を見れば認識による行動の違いは明らかです。これまで考えてきたようにわが国の問題は日本独自のものであり、そして看護の問題は、私たちの問題は、私は……。あの昭和52（1977）年から3年間、仲間とともに行ったALS患者への看護の経験が、その後の学

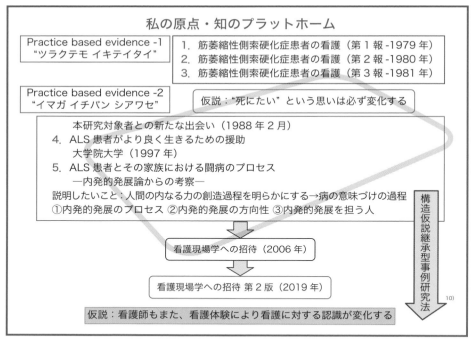

図 4-7　私の原点・知のプラットホーム　　　　　　　　　　　　（文献 11 を元に著者作成）

びにつながり、いま新型コロナウイルス感染症に関する問題を通して、看護について自問自答している私にまた文脈となってつながっているのです（**図 4-7**）。

看護におけるマネジメントに照らして

“新型コロナウイルス感染症問題”から考える「これからの看護」

　看護の方向性はその昔から人間の最もローカルで原始的な人間の本来もっている力によるものです。医療機械がなくても薬を飲まなくても基本は自力で健康管理ができるように基礎教育で学び、経験を積んで多様な状況の健康障害に対応できるように技を磨いて看護してきたのです。このローカルな本来人間が備えている力こそ、専門特化し深堀りされていくべき看護の特徴であり、独自性です。それはまさにローカルであり、汎用性の高い知であり、この先の予測不能な未来に対応するために人類が備える力、SDGs（Sustainable Development Goals：持続可能な開発目標）の方向性と一致するものです[12]。

　一見、古めかしいように見えた〈看護の力〉。それは〈人間の潜在能力を信じて〉一人ひとりの個別な特徴をとらえて支援していくことにより、やがて大きな回復の力へと変わることを私たちは看護の経験を通して知っています。看

護の知は"コロナ後の時代"との離齬はありません。

「緊急性の高い症状」や「新しい生活様式」などを目にすることで、人々は医療者という専門家任せだった、そしてそれがよいことだと思い込んでいた自分自身の行動を変容させ、最もローカルでかつ根源的である自分自身の健康に関心を持ち、国が行うレベルと国民一人ひとりが行う〈自力更生〉のセルフケアへと、揺り戻されていくと考えられます。そしてこれは昭和53（1978）年、WHOとユニセフがアルマ・アタ宣言で「2000年までにすべての人に健康を」と示したプライマリ・ヘルスケアそのものであり、人々が自らの健康をコントロールし改善することができるようにするプロセスでもあります。

看護におけるマネジメントから

世界的な問題へと発展した新型コロナウイルス感染症。それは「私」→「看護という領域へ」→「国の政策」→「世界へ」と、眺めているうちに次第に「マネジメントの本質」が見えてくる思いがしてきました。看護におけるマネジメントの、最もミニマムでその原点は「自身のセルフマネジメント」であり、命を受けたときから始まります。成長とともに職業選択や就職、リタイア……、そして命の終わりまでのプロセスのキャリアデザインのマネジメントともいえます。「セルフマネジメント」→「ともに働く仲間たちとのチームマネジメント」→「組織マネジメント」→「地域マネジメント」→「国レベルのマネジメント」→「世界におけるマネジメント」と、その幅はとてつもなく広く大きく広がっていきます。

新型コロナウイルス感染症に関わる問題をマネジメントの視点でとらえ、それぞれの国が何を大事にしているのか、その国のトップが何を大事にしているのか、そしてそこに住む住民は……とたどっていくと、「私」→「わが地域」→「わが国」→「他国」と広がり、人々の行動につながるそれぞれの認識が見え、その行動が理解できます。

いま危惧していること

それは看護のマネジメントなのか？

看護管理学は、基礎看護学や成人看護学などに比べて後発の領域です。「看護の管理」という言葉はありましたが、看護管理学という名称が使われ始めたのはそう古くはありません。そして看護管理学はその誕生から発達していく過程において、〈一般企業における管理〉を参考に考えられてきました。一般企業の管理は、アンリ・ファヨール（1841-1925）など、いかにスムーズに効率

的・効果的に業務遂行していくかという、基本的にものの製造・販売管理に対する考え方と方法が中心のマネジメント法です。

　後に「サービス」という概念が導入され、『看護サービス管理』という本が中西睦子によって出版されたのは1998年6月です。その冒頭で「なぜサービスか」ということについて中西は「サービスという言葉は、経済社会における産業の一形態を指すものであり、それによって看護の仕事を近代社会の中で改めて位置づけようとするところからきている。これはもちろん、かつて医療は医師の主導するもので、医師の仕事は聖職、つまりそれ自体神聖かつ崇高であり、金銭的な報酬を第一義としない仕事であるとみなされてきたことに対する一つのアンチテーゼである」と語っています[13]。そこに看護管理として独自性にこだわってきたという意気込みを感じます。しかし、その「サービス」というネーミングゆえに患者は〈顧客〉として消費者の権利を持ち、擁護してサービスを提供するという流れに至りました。〈患者〉か〈患者様〉か、という呼び方の騒動は記憶に新しいでしょう。そしてヒューマンサービス、という流れがイギリス、アメリカから保健・医療・福祉という対人援助サービスを中心とした潮流として入ってきました。もの・業務管理から人と人との関わりにおいて、目的と対象が〈対人〉へとよりシフトしてきているのです[14]。

DPC前後そして"コロナ後"の軌道に大事なこと

　人々に十分な時間をかけた治癒を目指すという医療の基本は、平成15（2003）年のDPC（包括評価）へと国が方向転換しました。「医療も市場原理で動くのだ」という国の明確な方策転換によって、看護管理もさらに一般企業化せざるを得なくなったのです。DPC後の医療の変容を経て、いま"コロナ後"の時代を見すえ、看護管理者はこの現実といかに対峙していけばよいのでしょうか。

　DPC以後、行動を変化させていかざるを得ない状況が医療に求められてきました。その認識と行動変容を医療人たちは、違和感を抱きつつも行ってきたのです。そして在院日数の急激な減少という成果を果たしました。この間の変容は「すごい！」としか言いようがありません。5、6年〜10年かけ、30日の入院期間を、その半分の14日以下にしてきたのです。確かに行動変容してきたのです。しかし、そのとき大事なことをあまりの忙しさの中で忘れてきたのも事実です。行動変容していくとき最も大事なことは「変容させてはならないこと」をしっかり認識することです。「何を大事にするから、いま変わらなければならないのか」を自覚し、伝えていかなければならないのです。

　新型コロナウイルス感染症への対処について、諸外国のトップによるリーダーシップは英国のジョンソン首相などこれまでも述べてきましたが、この「変え

てはならないものを大事にするがゆえに、いまその方法を一時的に変化させなければならない」と語ったのは、ドイツのメルケル首相でした。ベルリンの壁を崩して念願の東西統一を果たし、自由な行き来ができるようになっていたドイツが、新型コロナウイルス感染症によって、一時国境を封鎖せざるを得なくなったのです。そのときの苦渋の決断を国民に訴えたリーダーの思考・認識と、行動変容への決断について国民に向けたメッセージは見事でした。守るべき歴史を踏まえ、いま方策としての「国境封鎖」は、「大事にしてきたものをなくす訳ではない、むしろそれを尊ぶがゆえにとる方策である」と明確にドイツの国民に訴え、伝えていたのです。

看護ありきの管理者として

　私たちは何をする専門職か、どこに向かって行動変容していくのでしょうか。新型コロナウイルス感染症に関する問題を通してこれまで考えてきました。そして管理一般論ではなく、「看護における管理」を考えるとき、それは「看護抜きの管理にならない」ことです。管理者は診療部にも薬剤部にも事務部にも存在するのですから。病であっても老いていても、たとえ死の淵にあっても一人ひとりがより良く生きていくことの支援を本務とするのが看護管理者なのです。その可能性に向けて有限な資源を結集することが看護におけるマネジメントの核心部分です[15]（図 4-8）。その核心が揺らぐような状況がいま、そしてこれからも起きてきます。“コロナ後”がそれを加速してしまうか、はたまた人間の回復を促す救命から安らかな死への援助までを含んだ人間の潜在能力に働きかける幅広く深いセルフケアという原点に立ち戻りながら進めていけるのか、今回の新型コロナウイルス感染症が私たちに問いかけています。

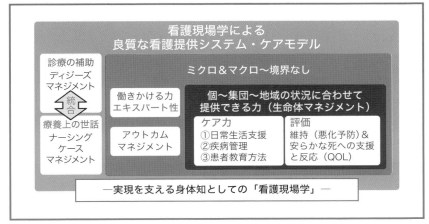

図 4-8　看護現場学から考える看護サービス提供システム　（文献 16 を元に筆者改変）

WHOとユニセフは昭和53（1978）年に発信した「2000年までにすべての人に健康を・Health for All」という呼びかけをしました。奇しくもコロナ禍で世界の中心的役割をとっているWHOとユニセフの、いまを見すえたかのような宣言であったのです。

終わりに

　1年くらいで終わるのではないか、いや2年過ぎたら……、と期待していた終息はいまだに見えない。新型コロナウイルス感染症の流行も3年目になりました。オミクロンという現状の最大のウイルスも、次々と形を変えて人間界に何とか生き残ろうとしている中で、その発生元である人間は次々と対策を立てて第5波、いままさに第6波との戦いの真っ最中です。テレビでは「第5波までは、重症者を出さないように、できるだけ少ないようにして医療崩壊を防いでいく、という対策であったが、第6波は広範囲の感染のなか、社会機能をいかに麻痺させないか、エッセンシャルワーカーの確保をいかにしていくか、これが重要です……」と今日もコメンテーターが声高に言い続け、感染対策の重点は次々と変化しています。

　ウイルスに振り回され続けるのか、感染予防の本質をしっかり捉えて個人〜地域〜国レベルと、やるべきことを事前に想定して対処できているのか、人間の知恵をいかに最善モードに創り上げていけるか今、試されています。

　看護の未来も、今回の新型コロナウイルス感染症から学び、発想を柔軟に変えていくことが必要です。それは、変わらない、変えてはならない、看護の独自な役割に戻ることでもあります。時代と共に専門分化しすぎて領域外に手を出せな

- 基礎科学と応用科学は「収束的」であるのに対し、実践は「拡散的」であるという事実にギャップがある。
- 専門職としての保証の1つは「収束的な知識ベースを持ち、その知識をクライアント・システムの持つ独自の要求に応じて仕立てていく専門的サービスに変換する」能力である。
- この拡散的な思考技術が理論でも技術でもなく、それでも尚一種の知識であるならば、どのように記述されるのだろうか。

図4-9　エドガー・シャインの提唱する「専門職としての保証」

（D. A. ショーン. 柳沢, 三輪監訳. 省察的実践とは何か. 鳳書房, 2013, 45-6.）

いことの弊害を今回、私たちは新型コロナウイルス感染症で味わいました。保助看の連携、全国の看護の連携など、課題は現在進行形としてあり、どのようにしたらいいのだろうかと私の自問自答もまだ続いています。最後に、新型コロナウイルス感染症拡大からの私の学びの概念化を図4-5の進化形として表現してみます。

ずっと疑問だったE. シャインのメッセージの答えがわかったような気がしています（図4-9）。

> ### 看護現場学を通して今、いちばん伝えたいこと
> どのような状況が来ようとも、ジェネラリストとしての看護の存在価値と役割を発揮して社会の人々の生から死まで、一人ひとりがよりよく生きることを支援する専門職として存在することへの自覚と誇りを失わないこと。そのための仕組みと認識に導かれた実践・技術を創造し続けること。

【引用・参考文献】
1) 宮本友彦. 老いを、病いを、最後まで支える人々：第6回 みゆきの里における人事戦略 人材育成の未来と組織変革. 看護実践の科学. 139 (1), 2014, 61-67.
2) S・ネルソン. ケアの複雑性. S・ゴードン編. 井部俊子監修. 阿部里美訳. エルゼビア・ジャパン, 2007, 271.
3) 前掲2). 61.
4) 前掲2). 60・78.
5) S・ゴードンほか. 沈黙から発言へ：ナースが知っていること、公衆に伝えるべきこと. 早野真佐子訳. 日本看護協会出版会, 2002, 33.
6) 前掲5). 105.
7) 陣田泰子. 看護職が経営でめざすもの-クオリア創出に向けて資源を結集！. インターナショナルナーシングレビュー. 27 (3), 2004, 83.
8) 厚生労働省ホームページより. https://www.mhlw.go.jp/content/000625758.pdf
9) 鶴見和子. 内発的発展論の展開. 筑摩書房, 1996, 8.
10) 斎藤清二. ナラティブ・ベースド・メディスンと事例研究. 看護研究. 50 (5), 2017, 467.
11) 陣田泰子. 看護の証をつかむナース. 看護実践の科学. 144 (12), 2019, 68.
12) 陣田泰子. 変化の中で. 看護実践の科学. 144 (1), 2019, 60.
13) 小池智子. 中西睦子ほか編. 看護サービス管理（第5版）. 医学書院, 2018, 328.
14) H・S・ハリスほか編. 山崎美貴子監. ヒューマンサービス. 第一出版, 2009, 9.
15) 前掲7). 82.
16) 森山美知子. 新しい慢性疾患ケアモデル. 中央法規, 2007, 83-87.

概念化シート
ワークショップ記録用紙
私の看護実践論
概念化ワークシート

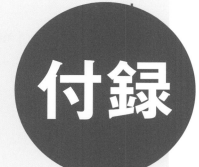

付録

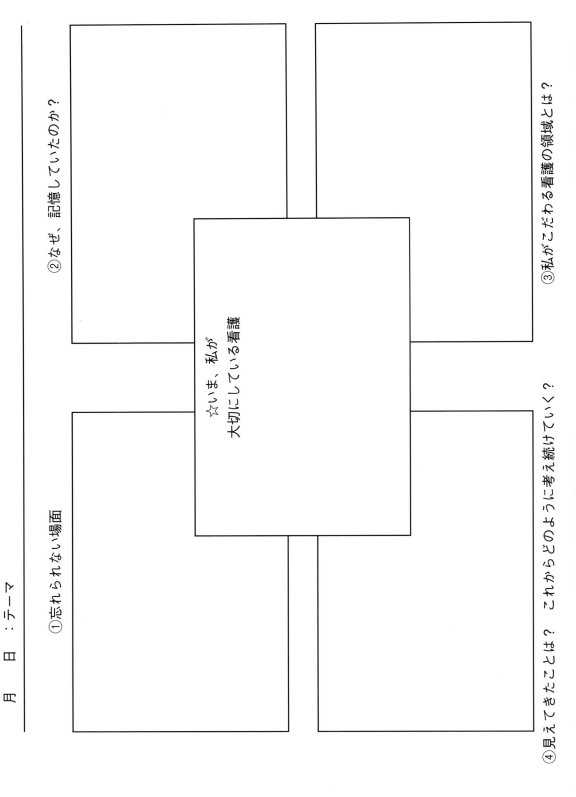

概念化シート

月　日　：テーマ　_____

①忘れられない場面

②なぜ、記憶していたのか？

☆いま、私が
大切にしている看護

③私がこだわる看護の領域とは？

④見えてきたことは？　これからどのように考え続けていく？

ワークショップ記録用紙─"チームの知"

グループ ＿＿＿＿＿＿＿＿　氏名 ＿＿＿＿＿＿＿＿　　月　　日

ワークショップ名 ＿＿＿＿＿＿＿＿＿＿＿＿＿＿＿＿＿＿＿＿＿＿＿＿＿＿

【A．グループで話題になったこと】

1. テーマ：【　　　　　　　　　　　　　　　　　　　　　　　　　　　　　】

2. テーマ：【　　　　　　　　　　　　　　　　　　　　　　　　　　　　　】

3. つまりチームでは【　　　　　　　　　　　　　】について "知の広がりと深まり" があった。

【B．"チームの知" についての振り返り　ナラティブから、広がった知（A）について感じたこと、考えたこと】

1.【　　　　　　　　　　　　　　　　　　　　　　　　　　　　　　　　　】

2.【　　　　　　　　　　　　　　　　　　　　　　　　　　　　　　　　　】

☆振り返りで感じたキーワード、3つ書いて下さい。　　①

② 　　　　　　　　　　　　　　　　　　　③

付録

ワークショップ記録用紙
「今、できていること…」「取り組んでみたいこと…」

グループ _____　　氏名 _____　　月　　日

ワークショップ名 _____

【A. いま、できていること,手ごたえを得ていることは…】

1. テーマ:【　　　　　　　　　　　　　　　　　　　　　　　　】

【B. これから取り組んでみたいこと…】

1. テーマ:【　　　　　　　　　　　　　　　　　　　　　　　　】

ワークショップ記録用紙
"私のセクションの大切にしている価値"

グループ ＿＿＿＿＿＿　氏名 ＿＿＿＿＿＿＿＿　月　　日

ワークショップ名 ＿＿＿＿＿＿＿＿＿＿＿＿＿＿＿＿＿

A. 私のセクションが大切にしている価値

1. それは：【　　　　　　　　　　　　　　　　　　　】

説明：

2. それは、何を見ればわかるだろうか【　　　　　　　　　　　　　】

説明：

3. それはいつ頃から、どのように伝承されてきたのだろうか

B. 私は、そのことに対して、どのように思っていたか？

1. 思っていたこと 【　　　　　　　　　　　　　　　　　】

具体的には〇〇のように思っていた：

2. 私は、そのことについてどのように行動していたか？

具体的に△△のように行動していた

3. これから私は、どのようにしていきたいか

4. その他、なんでも

付
録

私の看護実践論──これからも考え続けていくために

氏名 _____

1. 忘れられない患者さん、から学んだ看護の知、の領域は

【   】

2. ストーリーのテーマは

3. これから私は、この患者さんから学んだ

【   】という看護の知について

私の、こだわる看護、強みの看護として

【   】を続けていきたいと思います（行動化）

概念化ワークシート

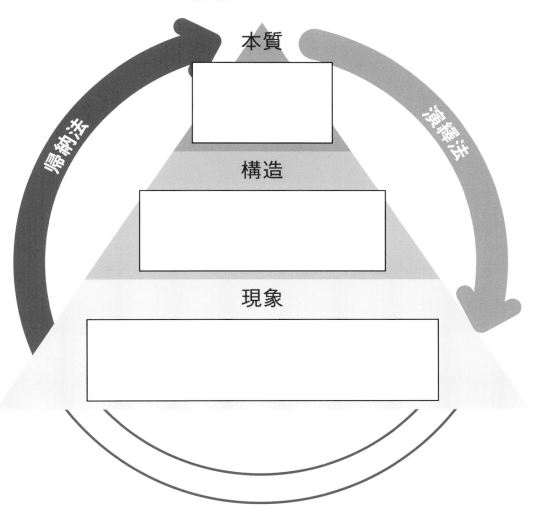

本質

構造

現象

帰納法

演繹法

付録

INDEX

⣿ 著者プロフィール

陣田泰子（じんだ・やすこ）　　看護現場学サポーター（KGS）
　　　　　　　　　　　　　　　　聖マリアンナ医科大学 客員教授、淑徳大学 客員教授

諏訪赤十字高等看護学院卒。玉川大学文学部教育学科、東洋英和女学院大学大学院修了。
諏訪赤十字病院、聖マリアンナ医科大学病院、川崎市立看護短大（助教授）、健和会臨床看護学研究所、聖マリアンナ医科大学病院看護部長、同ナースサポートセンター長（統括看護部長）、済生会南部病院院長補佐、聖マリアンナ医科大学病院総合教育センター参与、横浜市立大学看護キャリア開発支援センター長。淑徳大学大学院看護学研究科教授を経て2019年4月より同大学客員教授。聖マリアンナ医科大学客員教授。看護現場学サポーター（KGS）。

【著書】（共著を含む）
『陣田塾 看護の力ぐんぐんアップ術（ナースビーンズ2004年増刊）』『できるナースのための超仕事術』『ナースが疲れない・疲れさせない仕事術、教えます！』メディカ出版、『看護現場学への招待』『その先の看護を変える気づき』『看護現場学への招待 第2版 エキスパートは現場で育つ』医学書院、『成果を導く目標管理の導入方法』日総研出版、『動画でナットク！フィジカルアセスメント』中央法規出版、『新人ナースの仕事術』照林社、『「看護の概念化」による人材育成』看護の科学社　ほか多数。

当書籍は、ナーシングビジネス2015年夏季増刊『陣田塾 看護の"知の見える化"で現場が変わる！』を元に加筆・修正したものです。

リーダー、マネジャーのための看護実践の概念化が身につく看護現場学
——陣田塾

2022年4月1日発行　第1版第1刷
2023年7月20日発行　第1版第2刷

著　者　陣田 泰子

発行者　長谷川 翔

発行所　株式会社メディカ出版
　　　　〒532-8588
　　　　大阪市淀川区宮原3−4−30
　　　　ニッセイ新大阪ビル16F
　　　　https://www.medica.co.jp/

編集担当　佐藤いくよ／栗本安津子
装幀・組版　クニメディア株式会社
本文イラスト　太田裕子
印刷・製本　株式会社シナノ パブリッシング プレス

ISBN978-4-8404-7857-1　　　　　　　　　　　　Printed and bound in Japan

当社出版物に関する各種お問い合わせ先（受付時間：平日9：00〜17：00）
●編集内容については、編集局 06-6398-5048
●ご注文・不良品（乱丁・落丁）については、お客様センター 0120-276-115